Sina von Minden

Wenn der Nachttopf zum Milchtopf wird

Sina von Minden, gehört seit zwanzig Jahren zu den derzeit über 40 Millionen Berufstätigen in der Bundesrepublik. Sie ist verheiratet und lebt mit Ehemann und Hund in einer deutschen Kleinstadt.

Herstellung und Verlag: Books on Demand GmbH, Norderstedt

ISBN: 978-3-8391-7369-5

Sina von Minden

Wenn der Nachttopf zum Milchtopf wird

Von miesen Vorgesetzten
und
sonstigem Mist aus dem Berufsalltag...

Für Manuel
und
Tommy

Handlungen und Personen sind natürlich völlig frei erfunden. Ähnlichkeiten mit real existierenden Personen wären rein zufällig und sind selbstverständlich nicht beabsichtigt.

Inhalt

VORWORT

Kummer mit Vorgesetzten oder Kollegen, die es immer schon werden wollten. Wer kennt den nicht?

Doch liegt es wirklich immer an uns Untergebenen, wenn das Miteinander am Arbeitsplatz nicht funktioniert? Sind wir Arbeitnehmer in niederer Position wirklich unfähig, wenn wir unsere Arbeitsplätze unfreiwillig hergeben müssen? Oder vielleicht sogar den Job freiwillig schmeißen, um eventuell gesundheitliche Probleme zu vermeiden?

Nein!

In diesem Buch habe ich Vorfälle aus meinem Berufsalltag – vornehmlich in den letzten fünf Jahren – zusammengefasst, die mir persönlich verdeutlicht haben, dass der positionsmäßig Unterlegene nicht immer ein Idiot ist, sondern manchmal einfach nur der Dumme.

Hier geht es um Vorgesetzte, die eigentlich gar keine sind, sich aber trotzdem dafür halten, oder aber Menschenführung mit Machtausübung durcheinanderbringen und völlig unfähig sind, der ihnen übertragenen Vorbild-Funktion gerecht zu werden. Schräge Vögel, in deren Hände viele Arbeitnehmer dennoch zwangsläufig das berufliche Schicksal legen müssen. Arbeitstag für Arbeitstag. Ob sie wollen oder nicht.

Der in diesem Buch beschriebene Typus ist keineswegs in die Riege der „Top(f)-Manager" einzuordnen.

Nicht diejenigen, deren Namen hier und da schon mal in den Nachrichten erwähnt werden. Deren Gesichter viele Mitarbeiter nur aus der Zeitung kennen, obwohl sie im selben Unternehmen tätig sind. Und mit deren „wahrem Ich" sich lediglich ein erlauchter, handverlesener Mitarbeiter-Stab im Unternehmen herumärgern darf. Nicht diese gern gesehenen Gäste in politischen Sendungen und begehrten Foto-Objekte für (unabhängige ...) Wirtschaftsmagazine. Klassische Vorbilder für filmische Erfolgsstorys.

Hier geht's um eher kleinere Lichter.

Typen, die es – zugegeben – in ihrem Berufsleben zwar recht weit, aber nie bis ganz nach oben geschafft haben.

Deren Gesichter wir kennen, weil wir sie ständig direkt vor unserer Nase haben. Mit denen wir, ohne etwas dagegen tun zu können, eng zusammenarbeiten müssen.

Tür an Tür, manchmal auch Schreibtisch an Schreibtisch. Dicht an dicht. Und die uns trotzdem – oder gerade deshalb – oftmals das Gefühl vermitteln, wir befänden uns auf einem fremden Planeten.

Deren Namen liest man in keinem Wirtschaftsmagazin und im Fernsehen sieht man sie auch nicht. Die grinsen höchstens einmal jährlich freundlich von einem Foto irgendeines Lokalblättchens. Wenn überhaupt.

Für die Medienwelt völlig unspektakuläre, eigentlich recht schlicht gestrickte Typen, bei denen niemand auf die Idee kommen würde, sie zu einer Talkshow einzuladen oder gar einen Film über sie zu drehen. Deren persönliches Potential sicherlich nicht einmal für eine Sitcom ausreichen würde.

Kurzum.

Die für dieses Buch zusammengetragenen Geschichten handeln von dreisten BWL-Milchbubis, karrieregeilen Spaßbremsen, chaotischen Hysterikern und gut bezahlten Psychopathen.

Allesamt geeint durch die Tatsache, dass sie den einen oder anderen hilflosen Arbeitnehmer in irgendeiner Weise den Job gekostet haben.

Typen, die dafür verantwortlich sind, dass man sich voller Ärger und Widerwillen – vielleicht sogar voller Angst – morgens zur Arbeit begibt.

Leute, die regelmäßig dafür sorgen, dass bei vielen Berufstätigen die notwendige Schaffensfreude am Arbeitsplatz ausbleibt und die These, dass in jedem schlechten Menschen auch ein guter Kern steckt, spielend widerlegen.

Die jegliche Loyalität, die wir unseren Arbeitgebern entgegenbringen sollten, im Keim ersticken. Und die sicherlich nicht nur in den wenigen Unternehmen, in denen ich sie angetroffen habe, zu finden sind.

Das Schlimme daran ist, dass wir denen offensichtlich kaum noch aus dem Wege gehen können.

Heutzutage, wo doch Arbeitsplätze immer knapper werden. Natürlich ist dies keine wissenschaftliche Studie. Das soll dieses Buch auch gar nicht sein.

Sondern eher ein Beweis dafür, dass alles Gute nicht immer von oben kommt.

Auch nicht von nebenan.

Und wären die geschilderten Vorfälle für die Betroffenen nicht manchmal echt traurig gewesen, hätte man stellenweise sogar laut darüber lachen können.

Herr Ach – der Korrekte

Es gibt Vorgesetzte, die mag man einfach gern.

Das sind die stets freundlich lächelnden, hilfsbereiten. Sowohl unauffällig in ihrem Erscheinungsbild als auch im Umgang mit anderen. Ihrer Arbeit gehen sie mit großem Fleiß und Souveränität nach. Sie werden nie laut und haben nebenbei immer ein offenes Ohr für die beruflichen oder gar privaten Belange ihrer Untergebenen.

Bezeichnend ist ihr bescheidenes und menschliches Auftreten. Selbst mit äußerster Schärfe angesprochen, sei es durch Vorgesetzte, Kollegen, Kunden oder Lieferanten, verlieren sie nie die Fassung. Sie beeindrucken durch eine bodenständige Weltanschauung und ihre ruhige, angenehme Ausstrahlung scheint nicht erschütterbar. Lautes oder gar hysterisches Geschrei liegt ihnen überhaupt nicht. Sie agieren lieber im Hintergrund und verfügen scheinbar nicht über diesen unangenehmen Drang, sich nach allen Regeln der Kunst in den Vordergrund zu schummeln. Ihr intelligenter Humor ist weder derb noch zotig.

Oftmals heimlich als Leisetreter oder Duckmäuser belächelt, wird solch eine Person von unterstellten Mitarbeitern eher als väterlicher Vertrauter denn als Vorgesetzter gesehen.

Doch Vorsicht! Hier kann man sich ganz böse irren. Wer hat in seiner beruflichen Laufbahn nicht schon mal erlebt, dass sich gerade hinter einem liebenswürdigen Lächeln so manch tiefer Abgrund auftut?

Nun ist nicht jeder nette und hilfsbereite Vorgesetzte tief im Innern ein schlechter Mensch. Aber das hier geschilderte Beispiel zeigt, dass man jedem wirklich nur vor die Stirn sehen kann. Was sich dahinter verbirgt, bleibt oft sehr lange verborgen.

So verhielt es sich zumindest mit Herrn Ach.

Nicht mehr ganz jung, war der über viele Jahre hinweg in einem alteingesessenen Unternehmen tätig und hatte sich zu einer leitenden, recht bedeutenden Position hochgearbeitet. Ein Aufstieg in weit oben angesiedelte (berufliche) Sphären war ihm allerdings verwehrt geblieben.

Dieser unauffällige Geselle. Welch ein intelligenter Gesprächspartner, der mit seinem ruhigen, ausgeglichenen Wesen manche Woge in der ihm unterstellten Abteilung geglättet hatte!

Und so verdammt höflich! Ein Gentleman der alten Schule, der jeden Morgen sämtliche Mitarbeiter noch per Handschlag begrüßte. Die personifizierte Korrektheit.

Den musste man einfach lieb haben.

Sofern überhaupt mal etwas Negatives über ihn durchsickerte, war man eher geneigt zu glauben, dass da vielleicht jemand mit Achs wohlmeinender und konstruktiver Kritik nicht richtig umzugehen verstand.

Und mit den Jahren war lediglich ein einziger unangenehmer Zwischenfall bekannt geworden, der den guten Namen Ach ein klein wenig angekratzt hatte.

Da hatte er nämlich einen Wochenendtrip mit kompletter Familie nach Frankreich geplant, um seinen dort studierenden Sohn zu besuchen. Zu diesem Zweck beauftragte er eine Sekretärin mit der Buchung von Flügen, die über das Unternehmen aufgrund von Sonderkonditionen stark verbilligt waren. Das war völlig legal und ein Entgegenkommen der Geschäftsführung gegenüber ihren Mitarbeitern.

Herr Ach kontaktierte auch noch den Leiter einer französischen Niederlassung zwecks Organisation einer Übernachtungsmöglichkeit. Dieser freundliche Mensch kümmerte sich und opferte zusätzlich drei Tage seiner Freizeit, um Familie Ach während ihres Frankreich-Aufenthaltes zu betreuen. Das dafür von ihm eingestielte Programm beinhaltete kleine Sightseeing-Touren sowie diverse Einladungen zum Essen.

Herr Ach hat später an seinem heimatlichen Arbeitsplatz nie ein Wort über dieses für ihn äußerst preiswerte Wochenende verloren.

Der nette Mann aus der französischen Filiale hingegen war da schon etwas mitteilsamer, so dass das kollegiale Umfeld wenige Wochen später doch davon erfuhr.

Ungefähr sechs Wochen danach legte die Mitarbeiterin, die seinerzeit die Flüge hatte buchen müssen, Herrn Ach die Rechnung der Fluggesellschaft vor.

Der allerdings weigerte sich strikt, die Rechnung für die rein privat genutzten und extrem preiswerten Flüge zu begleichen: „Das zahle ich nicht, das sehe ich nicht ein!"

Da es sich hier um eine Sammelrechnung handelte, auf der ebenfalls Flüge für den Firmeneinsatz aufgelistet waren, hätte er die ihn betreffende Position zumindest selbst abzeichnen müssen. Auch das lehnte dieser sonst so korrekte Geselle ab, und die Dame setzte zwangsläufig ihr persönliches Häkchen dahinter. Schließlich war er ihr Vorgesetzter und würde im Ernstfall bestimmt dafür geradestehen.

Ach, was soll's!

Nobody is perfect.

Das wissen wir doch alle.

Herr Ach war eben ein bisserl geizig, was er immer wieder verdeutlichte, indem er sich konsequent weigerte, sein Kaffee-Geld zu bezahlen. Da er jedoch pro Tag lediglich ein Tässchen zu sich nahm und der zu zahlende Betrag entsprechend gering ausfiel, sah der Rest seiner Untergebenen darüber hinweg und sponserte ihm diesen.

Ach, Mensch. Man soll auch nicht so kleinlich sein

Doch zurück zur privaten Reise.

Monate später:

Der Herr aus der französischen Filiale, der sich um Ach samt Sippschaft seinerzeit so rührend gekümmert hatte, war in die Zentrale des Unternehmens gekommen, um unter anderem ihn sowie ein paar andere Mitarbeiter zu besuchen.

Vor dem Hintergrund, dass er ungefähr zwei Monate vor diesem Besuch das Unternehmen verlassen hatte, eine durchaus nette Geste, finde ich. Das fand der wackere Mann ebenfalls. Schließlich war man ohne böse Worte auseinandergegangen.

Jedenfalls stattete er zunächst voll aufrichtiger Wiedersehensfreude Herrn Ach einen kurzen Besuch in dessen Büro ab und suchte anschließend noch einen anderen Kollegen auf.

Der korrekt denkende Herr Ach informierte völlig verärgert und in höchster Alarmbereitschaft den Personalchef über den dreisten Besucher. Der wiederum rief sofort den Kollegen an, bei dem sich der Ex-Mitarbeiter gerade aufhielt, und wies ihn standesgemäß zurecht, dass Ehemalige doch nichts mehr im Unternehmen zu suchen hätten. Er solle gefälligst dafür Sorge tragen, dass sich besagter Herr sofort vom Gelände entferne.

Verwundert schüttelte Achs Umfeld den Kopf darüber, dass der sich nach einem Wochenende mit eigens auf ihn samt Kind und Kegel zugeschnittenem Rahmenprogramm nicht getraute, dem französischen Mitarbeiter persönlich mitzuteilen, solche Besuche zu unterlassen.

Aber vielleicht war ihm das nette Wochenende ja nur gedanklich entfallen.

So was passiert ab einem gewissen Alter schon mal. Und ein Mann definiert sich schließlich durch seine Taten, nicht durch seine Erinnerung. Durchaus denkbar ist auch, dass einfach Herrn Achs ausgeprägter Sinn für Korrektheit gesiegt hatte.

Da er nach diesem Vorfall aber weiter emsig wie ein Honigbienchen an seinem Schreibtisch werkelte, trug man ihm diese Angelegenheit nicht nach. Zudem hatte er die fünfzig bereits längst hinter sich gelassen und steuerte ganz allmählich auf seinen Ruhestand zu.

Kurzum, man erwartete keine spektakulären Ereignisse mehr von ihm bzw. für ihn.

Doch mit den dollsten Dingern verhält es sich im Leben oftmals wie mit den schlimmsten. Sie treten ein, wenn man nicht damit rechnet.

So war es auch hier.

Ein schicksalhaftes Ereignis führte zur Verdeutlichung, dass er alles andere war als das, wofür man ihn bis dato gehalten hatte, und dass das Alter manchmal recht seltsame Blüten treibt.

Ach witterte mit dem Ausscheiden seines nächsten Vorgesetzten eine allerletzte Chance, die eigene Karriere noch einmal ein wenig voranzutreiben. Unbestätigten Gerüchten zufolge bewarb er sich auf dessen Position. Von der Bewerbung blieb allerdings nichts weiter übrig als ein neuer, firmenexterner Vorgesetzter, der altersmäßig auch noch sein Sohn hätte sein können und ihm buchstäblich vor die Nase gesetzt wurde. Eine Tatsache, die ihn zwar sehr angegriffen haben muss, aus der er jedoch durchaus eine Tugend zu machen verstand.

Der Neue war zwar im Hinblick auf sein neues Aufgabengebiet naturgemäß von einer gewissen Ahnungslosigkeit geprägt, auf der anderen Seite allerdings von Ehrgeiz zerfressen. Dem kam da ein alter Knochen wie Ach als tatkräftige Unterstützung gerade recht. Irgendwie verfolgte man ja das gleiche Ziel: beruflichen Aufstieg um jeden Preis. Der eine ganz früh, der andere etwas später.

Und hier sprang Herr Ach auf seine alten Tage noch einmal auf einen Zug, den er sicherlich längst für sich abgefahren geglaubt hatte. Frei nach dem Motto „Besser weiter mit dem Arsch an der Wand als ohne Ehren in den Ruhestand ...“

Was dann folgte, wäre wohl eher als lachhaft bis peinlich zu bezeichnen gewesen, hätte sein drastischer Persönlichkeitswandel nicht solche verheerenden Folgen gehabt.

Doch das Lachen sollte dem einen oder anderen noch vergehen.

Ohne jegliche Vorwarnung riss nämlich dieser ansonsten so liebenswerte, stets ausgeglichen wirkende Geselle mit seinem neuen Vorgesetzten die komplette Führung an sich und ließ das kollegiale Umfeld in aller Deutlichkeit spüren, dass er neben dem nun richtig was zu melden hatte.

Jeder hätte ihm den späten Aufstieg gegönnt. Nur leider gehörte er zu denen, die mit einer gewissen Macht nicht umzugehen wissen.

Demzufolge gab es bald keine Abteilung mehr, die er nicht mit seinen Anweisungen aufs Ärgste nervte und tyrannisierte. Begleitet von Intrigen, Demütigungen und einem nicht zu überbietenden Narzissmus.

Er gab sich plötzlich auch nicht mehr mit jedem ab.

Sämtliche Einladungen zu firmeninternen Seminaren oder Schulungen für „niedere“ Mitarbeiter ließ er nur noch an deren Vorgesetzte schicken. Als die sich nach und nach darüber mokierten – schließlich galten solche Einladungen deren Untergebenen –, behauptete er einfach, die blöde Sekretärin hätte dies wieder falsch gemacht.

Einmal empörte er sich über einen Telefonanruf eines solch niederen Mitarbeiters. Der hatte glatt die Dreistigkeit besessen, das Telefonat mit den Worten: „Hi, Herr Ach, hier spricht ...“ einzuleiten. Nach Beendigung des Gespräches hat sich der ehemals so sachliche Ach bei einem Kollegen darüber mokiert, dass man ausgerechnet *ihn* derartig salopp begrüße. Und das in seiner Position. Wenn der Nachttopf zum Milchtopf wird ...

Ach und sein neuer Vorgesetzter benahmen sich mittlerweile wie siamesische Zwillinge. Scheinbar unzertrennlich, trat keiner von beiden mehr ohne den anderen auf. Man half sich gegenseitig, wo es nur ging.

Herr Ach verfiel nun ständig von der ersten Person Singular in die erste Person Plural: „*Wir* möchten ...", „*Wir* legen Wert darauf ...", „*Wir* wollen ..." und, und, und.

Vorsorglich ließ er schon mal bei sämtlichen Abteilungsleitern durchblicken, dass er bald, gemeinsam mit dem Neuen, dringend notwendige personelle Veränderungen durchzuführen gedenke. Ohne genauer zu erläutern, wie diese aussehen sollten.

Was war nur aus diesem ehemals so fairen und korrekten Menschen geworden?

Der für seinen Teil schien an der Seite des neuen Vorgesetzten täglich zu immer mehr Ruhm und Ehren zu gelangen, die er sich auf seine alten Tage nie hatte träumen lassen. Es war ganz offensichtlich, er befand sich mitten in einem zweiten beruflichen Frühling.

Die Belegschaft befürchtete bereits, dass er jetzt bestimmt bis zum achtzigsten Lebensjahr durcharbeiten wolle.

Das Lächeln, das Achs frisch erworbene Befugnisse in sein Gesicht gezaubert hatten, war mittlerweile so schleimig, dass man Gefahr lief, darauf auszurutschen. Dabei legte er nach wie vor diese ruhige, besonnene Art an den Tag.

Und schüttelte weiterhin jeden Morgen allen Mitarbeitern zur Begrüßung die Hand.

Nach geraumer Zeit begann er, einige Mitarbeiter ganz unverblümt darüber auszufragen, wie sie denn mit der Zusammenarbeit mit ihren jeweiligen Abteilungsleitern zufrieden seien. Umgekehrt natürlich auch.

Dabei machte er sich nicht einmal die Mühe, seine merkwürdigen Befragungen mit entsprechender Diskretion zu behandeln.

Eines schönen Tages erzählte er voller Stolz ein paar Untergebenen – dabei lasziv und hämisch grinsend an ein Regal gelehnt –, dass er erst einmal heimlich den unaufgeräumten Schreibtisch eines bestimmten Abteilungsleiters fotografiert habe!

Einfach so.

Ach herrje.

Gut, bei dem Betreffenden sah es manchmal wirklich wie nach einem Überfall aus. Doch lässt sich an aufgetürmten Aktenbergen wirklich die fachliche Kompetenz eines Arbeitnehmers festmachen? Sicherlich nicht. Und schon gar nicht rechtfertigen diese ein heimliches Fotografieren von Arbeitsplätzen.

Die unfreiwillig informierten Personen jedenfalls schlugen innerlich die Hände über dem Kopf zusammen. Völlig entsetzt über so viel unverhohlene Dreistigkeit. Sagen konnte vor Schreck niemand etwas. Was war eigentlich unverschämter? Das Fotografieren eines fremden Schreibtisches oder die Tatsache, dass dieses Arschloch so was auch noch breittrat.

Die nächste Frage, die sich den Umstehenden aufdrängte, war, was ein Herr Ach überhaupt mit solchen Fotos zu tun gedachte.

Hängte er sich diese zu Hause übers Bett? Als „Starschnitt" für extrem spät Pubertierende etwa? Durchaus denkbar wäre auch, dass diese Versinnbildlichung seiner späten Karriere, falls recht hoch über seinem Nachtlager angebracht, für eine gewisse Stimulanz sorgen sollte.

Oder wollte er einfach ein nettes Andenken an jemanden, dessen weiteres berufliches Schicksal zu dem Zeitpunkt durch ihn längst besiegelt war?

Vielleicht sollten die Fotos aber auch nur der Geschäftsleitung präsentiert werden. Als eindeutiger Beweis Achs korrekter Denkweise. Den verlängerten Arm dorthin hatte er ja schließlich durch den neuen Vorgesetzten.

Sollte Letzteres der Fall gewesen sein, stellen sich allerdings die nächsten Fragen.

Was sollte denn *die* damit?

Was sind das für Menschen, die solche heimlichen, aber nicht minder peinlichen Methoden in einem Unternehmen dulden oder eventuell sogar fördern?

Wenn ich diese Geschichte irgendjemandem in meinem privaten Bekanntenkreis erzählt habe, wurde ich immer zuerst gefragt, was das denn für eine Unternehmensleitung sei. Eine gescheite Antwort darauf ist mir bis heute nicht eingefallen.

Abgesehen davon ist es schon interessant, wie leicht mit derartigen Informationen die Informierten zu Mittätern gemacht werden. Die jedenfalls ahnten seinerzeit das, was für den Schreibtisch-Unhold etwa drei Monate später zur Gewissheit wurde.

Neben vielen anderen musste der nämlich das Unternehmen verlassen.

Verabschiedet durch einen wabbeligen Händedruck des Herrn Ach.

Dessen ausgeprägter Sinn für Korrektheit hatte wieder einmal gesiegt. Ausschließlich zum Wohle des Unternehmens, versteht sich.

Die Krönung seines, von der Unternehmensleitung übrigens nie bestätigten, Aufstiegs gipfelte allerdings in der alleinigen Leitung eines sehr verantwortungsvollen Observierungsprojektes.

Nämlich der stetigen Beobachtung des Damen-Klos.

Praktischerweise lag sein Büro direkt gegenüber dieser Örtlichkeit. Nur wenige Schritte davon entfernt.

Herr Ach nahm diese, wahrscheinlich sich selbst auferlegte Aufgabe sehr ernst. Demonstrativ ließ er jetzt ganztägig seine Bürotür offen stehen.

Und da der Blasendrang einer Frau zumeist stärker ist als der eines Mannes, kam es hier schon aus rein biologischen Gründen zu einer regen Frequentierung.

Ihm wird sicherlich die Anzahl der Besuche ein Dorn im Auge gewesen sein. Der Teufel steckt ja bekanntlich im Detail.

Ob er nun darüber Buch führte – zwecks Eintrag in die Personalakte – oder ob er vielleicht wieder einmal heimlich den geliebten Fotoapparat zückte, um seine Sammlung zu vervollständigen, wusste man nicht.

Jedenfalls wurde für die Mitarbeiterinnen jeder Toilettengang zur Qual. Und das nicht etwa aufgrund irgendwelcher urologischer Probleme. Sondern, weil sie sich allein durch Achs demonstrativ vorwurfsvolle Blicke buchstäblich verfolgt fühlten.

Selbst dann noch, wenn die Klotür von innen verschlossen war.

Daraus resultierend mied Frau diesen unsäglichen Ort, sooft es eben ging. Es gab nicht eine, die sich über die neu eingeführten Observierungsmaßnahmen nicht fürchterlich aufregte.

Auch ein Gespräch mit dem neuen Vorgesetzten brachte keine entscheidende Wende in dieser äußerst (un-)delikaten Angelegenheit.

Was blieb den Damen also anderes übrig, als künftig aus ehemals zwei bis drei erfolgten Blasen-Entleerungen eine einzige zu machen?

Also konnte dank Achs korrekter Denkweise die Vergeudung wertvoller Arbeitszeit durch unnützes Sich-auf-der-Toilette-Tummeln drastisch eingeschränkt werden.

Und zwar ohne Abmahnungen oder gar Anwendung physischer Gewalt.

Dass aber nicht nur Untergebene, sondern auch Chefs durch Knüller wie Herrn Ach gestraft sind, zeigt zum einen der Fall mit den wahrscheinlich bis heute unbezahlten Familien-Flügen und zum anderen der nachfolgend geschilderte Fahrkarten-Fall:

Aus tiefster Überzeugung, jetzt an der Seite seines Karriere-Pushers zu etwas ganz Besonderem mutiert zu sein, instruierte er irgendwann eine Mitarbeiterin, eine Zug-Fahrkarte für ihn zu buchen.

Und zwar standesgemäß erster Klasse!

Das wiederum war strengstens verboten. Eine Tatsache, die allen im Unternehmen bekannt war und in Anbetracht der wirklich sehr großzügigen Geschäftsleitung auch jeder respektierte. Die selbst war nämlich bescheiden genug und reiste auch nicht erster Klasse. Selbst wenn es der Firma bis heute sehr gut geht.

Doch Ach briet für sich wieder mal 'ne Extra-Wurst. Wie so oft in letzter Zeit.

Trotz der ihm in die Wiege gelegten Korrektheit.

Jedenfalls wies die instruierte Dame auf das bestehende Verbot hin, was er lediglich mit einer dreisten Handbewegung fortwischte. Und da er nun mal ihr Vorgesetzter war, tat sie brav, wie ihr geheißen, und bestellte im Reisebüro ein Erste-Klasse-Ticket.

Nun wurde dieses Gespräch aber in Gegenwart eines Kollegen geführt, der sie nochmals auf das Erste-Klasse-Verbot hinwies, nachdem Herr Ach ihr Büro wieder verlassen hatte.

Um ihm Ärger zu ersparen, rief die beauftragte Mitarbeiterin nochmals im Reisebüro an, um die Buchung rückgängig zu machen. Ging aber nicht, da es sich um einen Sondertarif handelte.

Herr Ach forderte sie auf, erneut dort anzurufen und eine separate Rechnung über die verbotene Erste-Klasse-Fahrkarte erstellen zu lassen. Damit er die Mehrkosten in der Buchhaltung bezahlen könne.

Auch das war nicht möglich und Ach darüber sehr erbost. Er kam dabei richtig in Fahrt.

So beschloss er allen Ernstes, sich am nächsten Tag bei der Geschäftsleitung zu erkundigen, warum „Personen in seiner Position" (so nannte er das wirklich) die jeweils preisgünstigsten Flug- und Bahntickets zu nutzen hätten.

Vielleicht hatte ihm sein neuer Vorgesetzter dringlichst davon abgeraten, denn seltsamerweise hat er sich tags darauf entschieden, von dieser grausigen Dummheit abzusehen.

Hintergrund dieser Geschichte war nämlich, dass sämtliche Rechnungen für Bahnfahrten und Flüge über den Tisch der Chefsekretärin gingen, die sofort Meldung an ihren Boss zu machen hatte, sobald darauf eine Erste-Klasse-Reservierung erschien.

Dies wollte Herr Ach nun verständlicherweise verhindern, weil er dann in Erklärungsnot geraten wäre. Zu lang und zu steinig war sein Weg nach oben gewesen, als dass er sich diesen so kurz nach Erreichung seiner beruflichen Ziele durch derartige Lappalien verderben wollte.

Ach Gottchen! Was der sich wohl das Hirn zermartert hat, um da einigermaßen unbescholten rauszukommen!

Denn irgendwann kam die Rechnung und wieder einmal eine Reaktion, die man bereits von ihm kannte: „Das zahle ich nicht, das sehe ich nicht ein."

Unverblümt gab er – zumindest vor der Mitarbeiterin – zu, das Ticket auf seiner Bahnreise pfiffigerweise gar nicht erst eingelöst, sondern einfach verfallen lassen zu haben. So als hätte es diese Buchung nie gegeben.

Artig hatte er vor Antritt der Reise von seinem eigenen Geld eine Zweite-Klasse-Fahrkarte direkt am Automaten gekauft. Das Geld dafür holte er sich später aus der Buchhaltung zurück.

Wie sich jeder denken kann, erklärte er die verbotene Buchung als einen Fehler der von ihm instruierten Sekretärin.

Gibt es eigentlich für einen Arbeitgeber eine schlimmere Strafe, als von den eigenen Leuten auf derartig armselige Weise betrogen zu werden?

Doch hätten Achs Brötchengeber je davon erfahren, so wären ihnen sicherlich die geringen Rechnungsbeträge in diesem sowie im Familien-Flüge-Fall ein Trost gewesen ...

Nichtsdestotrotz durfte Herr Ach mit den vor Längerem bereits angedrohten personellen Veränderungen beginnen.

Endlich!

Erträumt, erhofft und mit Sehnsucht erwartet ...!

Nach Wochen voller Schikanen, Verleumdungen und boshaften „In-die-Schuhe-Schiebens".

Zusammen mit seinem neuen Kumpel feuerte er, dass es nur so rauchte, verteilte Abmahnungen an Untergebene wie andere Leute Bonbons an Kinder und ließ nicht eine Gelegenheit ungenutzt, sein berufliches Umfeld mit noch mehr Intrigen und Dreistigkeiten zu drangsalieren.

Wohlgemerkt, sein besonnenes, artig wirkendes Gehabe dabei nie ablegend.

Vornehmlich traf es langjährige Mitarbeiter. Besonders glücklich muss ihn gemacht haben, dass er entsprechende

Gespräche selbst führen durfte, was sein ehemaliger Vorgesetzter übrigens niemals zugelassen hätte.

Bühnenreif muss in diesem Zusammenhang auch das Vier-Augen-Gespräch gewesen sein, in dem er sich der Mitarbeiterin entledigte, die er seinerzeit die Flüge und das verbotene Erste-Klasse-Ticket hatte buchen lassen.

Eines Abends bat er besagte Dame in sein Büro. Wieder einmal in der heißgeliebten ersten Person Plural redend, zählte er mit einem weichgespülten Lächeln Fehler und Vergehen auf, die sie begangen haben soll.

„*Wir* möchten, dass Sie sich schnellstens einen neuen Job suchen. Sie müssen das Unternehmen in spätestens drei Monaten verlassen haben. Besser wäre in zwei Monaten, doch das möchten *wir* Ihnen nicht antun. Hier haben Sie Ihre erste Abmahnung und ...", hier machte er eine schöpferische Pause, „die zweite und die dritte folgen. Da können Sie sicher sein!"

Ach nee!

Seien wir mal ehrlich. Jeder, der ein Unternehmen verlassen kann oder muss, in dem mindestens ein solch zweifelhaftes Wesen wie Herr Ach ungestraft wursteln kann, gibt nicht sonderlich viel auf, oder? Egal wie gesund solche Arbeitgeber auch sind. Im Großen und Ganzen sollte sich jeder glücklich schätzen, wenn er schleunigst das Weite suchen kann.

In einem Unternehmen, in dem Geschäftsführer Fotos von unordentlichen Schreibtischen präsentiert werden dürfen, ohne jegliche Konsequenzen für den Fotografen, ist sicherlich noch mit ganz anderen Dingen zu rechnen.

Haarig wird es nur, wenn es beispielsweise Leute in Achs Alter trifft, was vereinzelt auch der Fall war.

Auf die Abfindung, die der ihr nun wichtig durch die Blume anbot, reagierte sie erst gar nicht. Sie war immerhin einige Jahre in dem Unternehmen tätig gewesen und hatte sowieso Anspruch darauf.

Wenige Tage zuvor hatte sie nämlich wegen seiner allzu offensichtlichen Schikanen einen Anwalt konsultiert. Der hatte ihr vorsorglich mitgeteilt, dass sie unter anderem erst mal mit einer Abmahnung rechnen müsse.

Jedenfalls, besagte Kollegin erhob sich und wollte gerade gehen, als Ach mit einem filmreif diabolischen Grinsen zeigte, was er noch so alles in seinem Repertoire hatte.

Seine Stimme um einige Oktaven tiefer gesenkt, reckte er sein spitzes Kinn kämpferisch nach vorn. Die Krawatte um seinen dürren Hühnerhals bebte, als er sagte: „Ach (!) und noch etwas: Denken Sie daran, dieses Gespräch wurde unter vier Augen geführt!"

Ach, du Vollidiot!

Unter vier Augen vielleicht. Aber wussten Sie denn gar nicht, dass sich derartige Gespräche ganz simpel mit einem Handy aufzeichnen lassen? Und weil das so ist, hatten das kollegiale Umfeld sowie der Anwalt der Kollegin ebenfalls etwas davon ...

Wie Sie sich sicherlich denken können, erhielt sie wirklich einige Wochen später die zweite und dritte Abmahnung wegen ihrer schlampigen Arbeitsweise.

Beide am selben Tag.

Ach hatte nur in seiner ungebremsten Euphorie vergessen, diese zu unterschreiben ...

Das zu diesem Thema.

Der Fall Ach verdeutlicht einmal mehr, dass sich die Qualität eines Vorgesetzten keinesfalls an dessen Alter festmachen lässt. Es gibt sie auch in ganz Jung.

Zudem verfügen Menschen wie er ganz offensichtlich über eine Art Kakerlaken-Naturell. Extrem anpassungsfähig und absolut nicht kaputt zu kriegen.

Wie schon zu Beginn dieses Kapitels angedeutet, bildete Herr Ach einen weiteren lebenden Beweis dafür, dass eine menschliche Drecksau nicht auf Anhieb als solche erkennbar ist.

Oh Mann, dieses Nette-Onkel-Gehabe, gepaart mit dem Gewissen einer Rasierklinge!

Jahrelang hatte er sein näheres berufliches Umfeld mit seiner umgänglichen Art begeistert. Zumindest bis zu dem Tage, an dem sich seine große Chance auftat. Dieser plötzliche, kometenhafte Aufstieg, mit dem niemand rechnen konnte, kostete den einen oder anderen den Job. Dabei handelte es sich vorwiegend um Mitarbeiter, die mal gern mit ihm zusammengearbeitet hatten.

Wieder einmal waren es einschlägige Verbindungen, die das alles möglich gemacht hatten und die heute für den beruflichen Aufstieg unabdingbar sind. Auch für die Spätzünder unter den Karrieristen.

Jeglicher Versuch, sich gegen so einen zu wehren, ist zwecklos. Da sollte man sich nichts vormachen.

Was Herr Ach heute so treibt, weiß ich nicht.

Er müsste mittlerweile das Rentenalter erreicht haben.

Die meisten von ihm zu Fall Gebrachten wünschen sich von ganzem Herzen, dass es ihm richtig dreckig geht. Und zwar auf ganzer Linie.

Aber wahrscheinlich unternimmt er schöne Reisen.

Beispielsweise nach Frankreich. Mit privatem PKW und völlig auf eigene Kosten.

Flüge wären zu teuer.

Und die Bahn schenkt einem schließlich auch nix.

Denkbar ist ebenfalls, dass er seine Fotos sortiert und dieses Hobby weiter ausbaut. Zeit dafür hätte er doch jetzt.

Wenn er aber mit seinen Enkeln spielt, wird er denen wohl voller Stolz seine „berufliche" Sammlung zeigen.

Halt wie andere Großväter den lieben Kleinen Märchen vorlesen.

Und wenn Opa Achs Nachfahren zweiten Grades dessen Gene geerbt haben, werden die zu den vielen lustigen Bildchen sagen:

„Ach, Oppa, echt, du warst wirklich 'n ganz toller Hecht."

Da können Sie sicher sein!

Herr Galle – der Psychopath

Herr Galle war in einem namhaften Unternehmen in leitender „Vertrauens"-Position tätig.

Oberflächlich betrachtet handelte es sich bei ihm um einen dieser freundlichen und hilfsbereiten Gesellen, die für jeden Mitarbeiter stets ein offenes Ohr haben und sich selbst nicht so wichtig nehmen. Sogar für rein private Belange stand er mit seinem – zugegeben – ausgezeichneten Fachwissen gern mit Rat und Tat zur Seite. Das galt sowohl für „niedere" Arbeitnehmer als auch für sämtliche Führungskräfte.

Für Letztgenannte hatte er allerdings ein besonders stark ausgeprägtes Faible.

Hier konnten Freundlichkeit und Hilfsbereitschaft schon mal in plumpe Aufdringlichkeit, um nicht zu sagen: ordinäre Speichelleckerei, ausarten.

Herr Galle wusste nämlich sehr genau, dass in der beruflichen Laufbahn nun einmal nichts über gute Verbindungen geht. Wann bzw. bei wem er ansetzen musste, um diese zu seinen Gunsten zu vertiefen, wusste er ebenfalls.

„Wie amüsant!", befanden die einen, wenn sie erleben durften, wie Galle gerade der Führungsriege vor lauter ungebremstem Unterstützungswahn buchstäblich in die Hosentaschen springen wollte.

„Wie peinlich!", sagten andere über dessen erbärmliche Versuche, sich dort ständig ins rechte Licht zu rücken. Schließlich war im Unternehmen hinlänglich bekannt, dass er eine völlig andere Seite von sich preisgab, sofern jemand in irgendeiner Form bei Galles Arbeitgeber in Ungnade fiel.

Auch da machte es für ihn keinen Unterschied, ob kleiner Arbeitnehmer oder langjährig tätiger Geschäftsführer.

Seine aufdringliche Freundlichkeit schlug in derartig gelagerten Fällen nämlich ins genaue Gegenteil um. Und zwar so, dass sich jedem Betroffenen die Frage aufdrängte, ob so einer derartig übel auf die Welt kommt oder ob das Übel dieser Welt aus ihm gemacht hatte, was er war.

Wer hatte den Psychiater nötiger? Galle selbst oder diejenigen, mit denen er fertig war?

Zu dessen breitgefächerten Spezialitäten gehörte beispielsweise, voller Hingabe Kündigungen auszusprechen oder Abmahnungen zu verteilen, um anschließend voller Boshaftigkeit noch mal nachzutreten.

Und das so kraftvoll wie möglich.

Mit persönlichen Beleidigungen und tief aus dem Herzen kommenden Gehässigkeiten.

Was durchaus zur Folge haben konnte, dass manch gestandener Mann mit dem optischen Format eines viertürigen Kleiderschrankes weinend Herrn Galles Büro verließ und anschließend nicht mal mehr in der Lage war, sein Auto eigenhändig in Richtung Heimat zu lenken.

Eine weitere unangenehme Eigenschaft, die Galle mit sich herumschleppte, war seine stark ausgeprägte Neugierde. Von wegen Frauen-Krankheit. Immer da, wo es etwas zu belauschen, zu intrigieren und aufzudecken galt, war er zur Stelle.

Stets an vorderster Front. Immer Gewehr bei Fuß. Das Ohr kontinuierlich am „Puls der Zeit". Dass einem bloß nichts entging, was die Monotonie des Arbeitsalltags ein wenig erträglicher und interessanter gestaltet.

Zu diesem Zweck hatte er immer einen kleinen Scherz auf den Lippen und zwang den Mitarbeitern schon mal gerne ein belangloses Schwätzchen auf.

So erging es eines Tages auch einem stark erkälteten Auszubildenden, der ihm auf dem Flur ahnungslos in die Arme lief.

Galle drückte sein tiefstes Mitgefühl aus, denn der kranke junge Mann wirkte echt sehr mitgenommen. Vertrauensseligerweise und ohne sich etwas dabei zu denken, verneinte der wahrheitsgemäß Galles besorgte Frage, ob er denn nicht zum Arzt gegangen sei, um sich krankschreiben zu lassen. In jugendlicher Unschuld gab der Bengel zu, sich lediglich einen Tag ins Bett gelegt zu haben und dass ihm ebendieser eine Tag bereits etwas geholfen habe.

Er war seinerzeit in einer personell stark unterbesetzten Abteilung tätig, weshalb er nicht länger fehlen wollte.

Der mütterlich besorgt wirkende Herr Galle gab ihm ein paar gute Tipps für alte Hausmittel mit auf den Weg und verschwand dienstbeflissen in seinem Büro.

Noch am selben Tag erteilte er dem armen Kranken die erste Abmahnung. Weil die Krankmeldung des Arztes fehlte. Der Auszubildende hatte sich für den einen Tag ja nur telefonisch in seiner Abteilung abgemeldet.

Von seinem Arzt krankschreiben lassen musste er sich dann in etwa eine Woche später.

Und zwar für zwei Wochen.

Aufgrund einer halbseitigen Lungenentzündung ...

Doch nicht nur die Unternehmensflure dienten hervorragend der Aufdeckung derartiger Schwachstellen.

Neben der Chef-Etage sowie angrenzendem Vorzimmer gehörte auch die Kantine zu Galles liebsten Tummelplätzen. Dort konnte man nämlich nicht nur das Neueste in Erfahrung bringen.

Nein!

Man konnte sich auch richtig gut mit seinem eigenen Wissen über diesen und jenen glanzvoll in Szene setzen.

Das wiederum führte häufig dazu, dass der eine oder andere leitende Angestellte, mit welchen er liebend gern zu Mittag aß, nach der Pause mit den aktuellsten Vertraulichkeiten in seine jeweilige Abteilung zurückkehrte.

Demzufolge machten gewisse Details natürlich in kürzester Zeit die Runde. Da wurde schon mal beim Verzehr einer deftigen Schweinshaxe preisgegeben, dass Frau X ganz heimlich geheiratet, aber diesbezüglich um absolute Diskretion gebeten habe, weil sie aus persönlichen Gründen ihre Heirat in der Firma keinesfalls breitzutreten gedachte.

Oder ein Abteilungsleiter mokierte sich einmal nach einer Galle'schen Mittagspause darüber, dass dieser brühwarm die Namen firmeninterner Bewerber für einen vakanten Geschäftsführerposten ausgeplaudert habe.

Man stelle sich das vor!

Eine zur Mittagszeit voll besetzte Kantine und mittendrin Galle, die alte Klatschtante. Wahrscheinlich bei der Preisgabe derartig intimer Details verzückt mit der Gabel auf seinen Artgenossen einpieksend, der tod-traurig auf dem Teller vor ihm lag.

Auffallen um jeden Preis. Und zwar an der richtigen Stelle.

Nicht nur, dass er dafür eiskalt die eigene Oma an den Meistbietenden verhökert hätte. Galle konnte zu diesem Zweck auch verdammt hinterfotzig werden. Wie sehr, unterstreicht in aller Deutlichkeit die nachfolgende Geschichte:

Einem Angestellten des Hauses wurde gekündigt. Dieser war einige Jahre in einer leitenden Position tätig gewesen und hatte zwar die fünfzig bereits überschritten, war aber auch Vater noch schulpflichtiger Kinder.

Verständlicherweise klagte er gegen den Entscheid auf Wiedereinstellung.

Eine Vorgehensweise, vor der viele Anwälte bestimmt zu Recht warnen, die jedoch für Arbeitnehmer ab einem gewissen Alter oftmals den rettenden Strohhalm darstellt.

Was bleibt einem schon anderes übrig in einer Gesellschaft, in der man ab vierzig bereits zum alten Eisen gehört?

Jedenfalls war das so eine Situation ganz nach Galles schlechtem Geschmack, bei der er wieder einmal seine innovative Seite zum Besten geben konnte.

Zwei Monate, nachdem der Mitarbeiter das Unternehmen verlassen hatte, wurde dem wundersamerweise schriftlich mitgeteilt, dass seine Arbeitskraft nun plötzlich doch wieder benötigt würde und er sich zu einem bestimmten Termin in der Firma einfinden solle.

Selbstverständlich war der wackere Mann überglücklich und tat, wie ihm geheißen.

Das Glück währte allerdings nicht sehr lange. Seinen alten Posten hatte man freundlichst anderweitig besetzt und ihm wurden „neue" Aufgaben übertragen. Den ehemaligen Arbeitsplatz, ein kleines, aber helles und ansprechend eingerichtetes Büro, bekam er auch nicht zurück. Stattdessen wurde ihm ein Raum zugewiesen, der vorher mehr oder weniger als Abstellraum fungiert hatte. Tageslicht fiel durch eine kleine Luke in der Zimmerdecke. Die komplette Möblierung bestand aus einem alten, ausrangierten Tisch mit Polsterstuhl in gleichwertig rustikaler Ausführung.

Der ihm fortan übertragene Arbeitsbereich hatte es ebenfalls in sich, bestand dieser doch ausschließlich aus der Bereinigung belangloser Listen.

Ganz klar. Im Hinblick auf die ehemalige Position der betreffenden Person stellten nicht nur die räumlichen Veränderungen sein saftiges Karrieretief in aller Klarheit dar. Das hatte Galle schon mal erreicht.

Doch dem nicht genug.

Jeder Gang außerhalb dieses Kabüffchens, ob zur Toilette oder in die Kantine, wurde nun für den armen Kerl zum Spießrutenlauf. Besonders emsig waren da gewisse Kollegen aus dem Führungssektor, dessen fester Bestandteil er einmal gewesen war, Kollegen, mit denen er früher regelmäßig die Mittagspause verbracht hatte. Gingen diese gestandenen Persönlichkeiten jetzt demonstrativ und ohne ein Wort des Grußes an ihm vorbei. Wie oft hatte er in froher Runde mit denen mittags bei Tisch gesessen und sein Süppchen gelöffelt. Jetzt durfte er da nicht mehr sitzen. Denn dieser war nun mal einer handverlesenen Gruppe Galles vorbehalten.

In stiller Übereinkunft signalisierten die Tisch-Besetzer dem Ehemaligen, dass er nicht mehr erwünscht war. Dümmlich außer Acht lassend, dass es sie vielleicht einmal selbst treffen könnte.

Das klassische Verhalten eines Pisspotts, wenn er zum Milchpott geworden ist.

Egal wie teuer die Krawatte, ein gewisser Gestank lässt sich einfach nicht verleugnen.

Aber zurück zu Galle, der mit seiner Spezialbehandlung noch nicht am Ende war. Freudig erregt demonstrierte er aller Welt die Steigerungsfähigkeit seiner eigenen Schlechtigkeit.

Der Wiedereingestellte durfte irgendwann für zwei Wochen in Urlaub gehen. Und wer glaubt, es handelte sich dabei um eine nette Geste der Geschäftsleitung, der irrt.

Als er nämlich zurückkam, war seine üble Bruchbude von Büro anderweitig besetzt. Völlig verunsichert eilte er zu Galle und stellte den zur Rede. Der wiederum teilte ihm ohne jegliche Gemütsregung mit, dass er in ein anderes Büro umziehen müsse. Und zwar in ein „Etablissement", das sich als ein noch dunklerer, noch miefigerer und vor allem fensterloser Kellerraum herausstellte. Licht spendete lediglich eine nackte Neonröhre an der Decke.

Jeder wird verstehen, dass der Mann sich weigerte.

Galle drohte ihm damit, die Polizei (!) zu rufen, wenn er sich nicht unverzüglich auf den zugewiesenen Arbeitsplatz begeben würde. Und das tat er dann auch. Denn der Mitarbeiter hörte nicht auf, sich verzweifelt gegen diese Umbesetzung zu wehren.

Wahrscheinlich vom eigenen Anwalt immer wieder aufgefordert, zur Rettung des Arbeitsplatzes so viele Schikanen wie möglich hinzunehmen, kapitulierte er.

Und zwar als der Polizeiwagen auf den Hof rollte.

Es ist wohl nicht nötig zu erwähnen, dass er ab dato überhaupt keine Aufgaben mehr zugeteilt bekam.

Gerüchten zufolge musste sich dieser ehemalige leitende Angestellte eigene Bücher mitbringen, um die ihm verbleibenden Arbeitstage einigermaßen ausfüllen zu können.

Wenige Wochen später wurde ihm mitgeteilt, dass sein Arbeitsverhältnis endgültig beendet sei.

Wer Galle kannte bzw. kennt, weiß nur allzu gut, dass der alles darangesetzt haben wird, dem Mitarbeiter durch übelste Nachrede ein Zurück ins Berufsleben unmöglich zu machen.

Bis vor einem Jahr jedenfalls hatte er noch keinen neuen Job gefunden.

Spätestens, nachdem diese für Galle so typische Geschichte die Runde gemacht hatte, wurde selbst dem letzten Zweifler klar, um was für einen durchgeknallten Irren es sich bei dem handelte.

Es ist schon schwer vorstellbar, dass solch ein Typ nach verrichtetem Tagwerk nach Hause fährt und sich dann in den liebenden Familienvater verwandeln soll.

Ob seine Gattin diese Seite an ihm gar nicht kennt?

Oder ist ihr diese sogar bekannt?

Es soll aber auch Frauen geben, die besonders stolz auf derartig übereifrige Partner sind ...

Dass es Leute wie Galle noch eine Nummer größer gibt, wurde vor etwa zweieinhalb Jahren in einer Talkshow deutlich, bei der ein ähnlicher Typus zu Gast war.

Dieser nutzte erst mal die Plattform Fernsehen, um der Welt unverblümt mitzuteilen, dass er mehr Leute gefeuert als gefördert habe. So erfuhr der staunende Zuschauer, was für ein kaltblütiges und skrupelloses Schwein er doch im Job sei. Voller Stolz und Selbstverständlichkeit. Eine ganze Sendung lang.

Heute wissen wir, dass jedem Fernsehsender kein Thema zu dösig ist. Hauptsache, die Quoten stimmen. Doch selbst der abgebrühteste Allesglotzer sollte hier reagieren, indem er einmal kräftig auf den Aus-Knopf drückt und sich entweder auf ein gutes Buch besinnt oder einfach schlafen geht.

Statt vor eine Fernsehkamera gehören diese Knaller vor Gericht gezerrt und mit entsprechender Strafe belegt. Aber beweisen Sie da mal, dass Sie der/die Geschädigte sind! Mit gutem Anwalt und etwas Glück endet das lediglich mit einer Abfindung. Und spätestens dann muss der Betroffene lernen, dass Recht haben und Recht bekommen schon mal zwei völlig verschiedene Dinge sein können.

Wer gibt schließlich freiwillig vor einem Richter zu, dass er eine menschliche Drecksau in ganz großem Stil ist?

Im Fernsehen, o. k. Aber vor Gericht?

So ganz nebenbei stellt sich auch die Frage, was Leuten wie dem Profilneurotiker aus der Talkshow oder unserem kleinen Galle wohl im Leben Schlimmes zugestoßen ist, dass sie so wurden, wie sie heute sind.

Hatten die vielleicht eine hysterische Mutter oder einen dominanten Vater? War ihnen in der Schule vielleicht zu oft das Pausenbrot geklaut worden? Durchaus denkbar ist, dass da vor langer Zeit einfach alles zusammengekommen ist und die gesamte Kindheit völlig im Eimer war. Was hat man damit nicht schon alles zu entschuldigen versucht!

Zumindest wäre es eine Erklärung für den unverhohlenen Stolz auf die eigene Kaltblütigkeit.

Jedenfalls, der sympathische Zeitgenosse aus der Talkshow schien offenkundig der Ansicht, dass man im Job halt ein Schwein sein *müsse*. Es waren vereinzelt noch Artgenossen anwesend, die diese Aussage grunzend bestätigten.

Muss man denn wirklich so pervers drauf sein, um heute Karriere zu machen?

Zugegeben, ich für meinen Teil habe keine gemacht. Und in Anbetracht derartiger Zugangsvoraussetzungen bedaure ich das nicht im Geringsten.

Bleibt zu hoffen, dass diese Karrieren irgendwie, irgendwo und irgendwann auch einmal scheitern.

Den Betroffenen, die so einem jemals in die Hände gefallen sind, ist zu wünschen, dass sie den beruflichen Abstieg solcher Strategen eventuell einmal live miterleben dürfen.

Als Wiedergutmachung und vielleicht sogar vor laufender Fernsehkamera.

Doch zurück zu *unserem* Herrn Galle.

Es gibt nämlich noch eine Geschichte, die es meines Erachtens wert ist, niedergeschrieben zu werden. Schon um dessen diebische Freude an Denunziation oder Rufmord an entledigten Mitarbeitern zu verdeutlichen. Und wenn es um Verleumdung ging, war der Kerl einfach nicht mehr zu halten.

Wieder betrifft es einen Mann, der einige Jahre in leitender Position tätig gewesen war. Irgendwann fiel der in Ungnade, was zur Folge hatte, dass er fast ein Jahr in aller Offenheit schikaniert wurde. Der Herr war recht jung und hatte zum damaligen Zeitpunkt Gott sei Dank noch keine Familie zu versorgen.

Der Zeitraum des In-Ungnade-Fallens, wahrscheinlich bei der Unternehmensleitung – daher das ungebremste Engagement Galles –, bis hin zum Rausschmiss wurde sinnig mit Schikanen und Tyranneien aller Art überbrückt.

Drei Abmahnungen, die Galle mal eben aus dem Hut zauberte, pflasterten den Weg zur Hölle, durch die besagter Kollege zweifellos gegangen sein muss. Er bekam das Material, das er für seine Arbeit benötigte, nicht mehr und mit offen zur Schau gestellter Intention wurde er aus wichtigen Meetings ausgeschlossen. Informationen enthielt man ihm bewusst vor, um im Nachhinein behaupten zu können, er habe Wichtiges übersehen.

Auch zwei frisch eingestellte Mitarbeiter wurden ihm buchstäblich vor die Nase gesetzt, die sich eifrigst ins Geschehen mit einklinkten und nichts unversucht ließen, um dem Mann das Arbeitsleben so schwer wie möglich zu gestalten.

Wie anpassungsfähig doch neue Kollegen sein können!

Ohne sich ein Bild über ihren neuen Arbeitgeber bzw. die Sachlage zu machen, fuhren die dem bedauernswerten Menschen gegenüber dieselbe Schiene, indem sie ihn schikanierten und tyrannisierten, wo es nur ging. Wieder einmal, ohne darüber nachzudenken, dass es sie irgendwann selbst treffen könnte. Wenn nicht in diesem, dann vielleicht in einem anderen Unternehmen.

Besagte Person versuchte verzweifelt, sich gegen all diese Maßnahmen zu wehren. Unter anderem mit Hilfe eines Anwaltes, der Herrn Galle entsprechend böse Briefe schickte.

Der wiederum beantwortete diese Schreiben fröhlich in Form von ätzenden Beleidigungen und Gehässigkeiten gegen dessen Mandanten, dem er auch sehr bald die endgültige Kündigung aussprach.

Lange nachdem der Mann ausgeschieden war, bekam er sein Zeugnis. Natürlich erst nach unzähligen Anmahnungen.

Wie erwartet, war das Zeugnis der dem Mitarbeiter zuteilgewordenen Behandlung angepasst worden und fiel entsprechend aus. Der Anwalt nahm sich wieder dieser Angelegenheit an und es herrschte erneut ein reger Schriftwechsel zwischen ihm und Herrn Galle, der fröhlich seine dreisten Briefe zurückschickte. Schriftlich denunziert es sich ja bekanntlich am besten.

Nur lehnte sich Letztgenannter dieses eine Mal zu weit aus dem Fenster. Angestachelt von einer psychotischen Geilheit, anderen aufs Ärgste zu schaden, selbst nachdem diese das Unternehmen verlassen hatten, behauptete er plötzlich, der Mitarbeiter hätte dieses Zeugnis gefälscht.

Klar, Mann!

Fragt sich nur, wer denn so dämlich ist und sich ein schlechtes Zeugnis zusammenfälscht.

Aber egal. Hauptsache, erst mal nachtreten. Darüber nachdenken kann man später.

Wenn überhaupt.

Womit Galle aber gar nicht gerechnet hatte, war, dass es dem Gefeuerten nun endgültig zu viel wurde. Der wandte sich höchstpersönlich an die Firmenleitung und fragte dort schriftlich nach, was er eigentlich verbrochen habe, das eine derartig fragwürdige Behandlungsweise rechtfertige.

Und siehe da!

Es zeigte sich, dass es nicht nur üble Kreaturen in dieser Riege gibt. Gut, man schätzte Galle nebst Unverschämtheiten. Das war bekannt. Und in der einen oder anderen Situation drückte man bestimmt schon mal ein Auge zu oder sah gar nicht erst hin.

Doch hier lagen die Dinge offensichtlich anders.

Denn unmittelbar nachdem der Mitarbeiter sein Briefchen abgesandt hatte, rief mehrmals täglich unser Herr Galle bei dem zu Hause an, ohne dass der das Gespräch entgegennahm. Der technische Fortschritt lässt grüßen.

Als eine knappe Woche vergangen war und Galle den „Urkundenfälscher" weiterhin mit erfolglosen Anrufen bombardierte, erbarmte dieser sich und nahm am Ende den Hörer doch noch auf.

Aber wie sollte es anders sein? Galles Erklärung für die dreiste Beschuldigung sprengte wieder einmal den Rahmen des Fassbaren.

Er entschuldigte sich in aller Form dafür und erklärte, dass die ganze Sache leider ein Missverständnis gewesen sei. Seine Sekretärin sei in Urlaub gewesen, und daher sei in der Abteilung alles drunter und drüber gegangen, und das habe eben zu dieser delikaten Angelegenheit geführt, und überhaupt habe er das gar nicht so gemeint und ...

Bla, bla, bla ...

Daraufhin riet der Angerufene dem Anrufenden, in Zukunft seinen Arbeitsplatz sicherheitshalber nur noch mit Geleitschutz zu verlassen.

Durchaus verständlich.

Ganz ehrlich. Drängt sich hier nicht jedem halbwegs normal gesteuerten Wesen die Frage auf, wo denn nun die Loyalität zum Arbeitgeber aufhört und der ganz normale Wahnsinn beginnt? Kann man solch eine Verhaltensweise überhaupt mit reiner Loyalität rechtfertigen? Oder steht da einfach nur jemand am Rande eines tiefen psychischen Abgrundes?

Es mag noch Unternehmen geben, in denen ein derartiges Verhalten nicht geduldet wird. Und zumindest in dem zuletzt geschilderten Fall wird das wohl auch so gewesen sein. Doch wahrscheinlich handelte es sich hier eher um eine Ausnahme. Immerhin war das bei Weitem nicht die einzige über Galle bekannt gewordene Geschichte der besonderen Art.

Die „Galle" könnte einem bei der Vorstellung überlaufen, dass so einer regelmäßig nach seinen vollbrachten Missetaten zum eigenen Vorgesetzten zwecks Berichterstattung rennt.

In etwa wie ein Rottweiler, der dem Briefträger die Hose zerfetzt, vor Freude darüber einen dicken Haufen macht und sich dafür schwanzwedelnd bei seinem Herrchen ein Leckerli abholen will.

Nun, wie bzw. ob sich Galles vollbrachte Schweinereien jeweils auf seine Verdauung ausgewirkt haben, ist nicht bekannt.

Womit er gewedelt hat, entzieht sich ebenfalls meiner Kenntnis.

Auch, wie sein Leckerli ausgesehen bzw. ob er überhaupt eines bekommen hat.

Jeder Hundehalter weiß aber, dass man den geliebten Vierbeiner bereits mit viel Lob dazu bringt, Antrainiertes zu verinnerlichen. Oder aber diesen komplett versaut, indem man gewisse Ungezogenheiten gänzlich ignoriert.

Was Vorgesetzte eines Galle oftmals vergessen, ist die Tatsache, dass dessen Aktionen im Namen der Firma zweifellos nach außen dringen, was keinesfalls mit mangelnder Loyalität der betroffenen Arbeitnehmer zu tun hat.

Nur ist es wohl durchaus verständlich, dass man sich mindestens mit Hilfe eines Anwaltes gegen den perversen Drang und die sadistische Geilheit eines Vorgesetzten, Mitarbeiter bis aufs Blut zu schikanieren, zur Wehr setzt.

Wie kann denn jemand seinem Brötchengeber gegenüber loyal sein, wenn der einen Galle auf nicht mehr Erwünschte loslässt?

Wem ist zu verdenken, dass er das Erlebte seinem Anwalt, Freunden und Familie, vielleicht sogar der Presse schildert?

Eventuell psychisch davongetragene Blessuren schleppen die Betroffenen eh mit sich alleine herum. Denen bleibt dann nur noch der Weg zum Therapeuten.

Ein Weg, den unser hier beschriebener Psycho vielleicht ebenfalls mal gehen sollte. Zum Wohle des Unternehmens, versteht sich. Denn eine besondere Zierde stellt so einer ja nun nicht gerade für seinen Arbeitgeber dar.

Ein Großteil der Belegschaft war über Galles Aktionen jeweils zutiefst entsetzt bis stinksauer, wenn sie denn wieder mal die Runde machten.

Dagegen ausrichten konnte niemand etwas. Besonders tragisch war die Tatsache, dass sich oftmals Kollegen oder Vorgesetzte mit ins Geschehen einklinkten, indem sie ihr eigenes Verhalten gegenüber den Betroffenen diensteifrig dem des Herrn Galle anpassten.

Die in diesem Kapitel geschilderten Fälle beschreiben übrigens nur einen Bruchteil dessen, was er so in seinem Repertoire hatte.

Allerdings konnte wirklich nicht alles niedergeschrieben werden. Allein daraus wäre wahrscheinlich ein komplettes Buch entstanden.

Man kann es drehen und wenden wie man will. Lässt man all seine Schweinereien noch einmal Revue passieren, kommt man stets zu demselben Schluss: Den Psychiater braucht Herr Galle viel dringender als all diejenigen, mit denen er bzw. sein Arbeitgeber fertig war.

Frau Snobbe – die Einfältige

In zwanzig Jahren Berufsleben trifft man auf so einige Personal-Verantwortliche. Und das nicht nur bei drittklassig geführten Vorstellungsgesprächen, die eigentlich ausgebufft und psychologisch wertvoll sein sollten.

Die weibliche Ausgabe dieser Sparte erinnerte mich manchmal an die dynamische Dame aus einem Werbespot der Neunziger.

Ich rede hier von der Flotten, die morgens schwungvoll und total ausgeschlafen ihrem coolen Designer-Bett entsprang, sich erst mal einen Kaffee kochte, schwärmerisch darin herumrührte, um dann den Tag vollgepfropft mit wichtigen Terminen, Besprechungen oder Treffen mit offensichtlich hochrangigen Persönlichkeiten anzugehen.

Nach vollbrachtem Tagwerk saß man dann fröhlich schwätzend mit Freunden zusammen, die wahrscheinlich nicht minder wichtigen bzw. interessanten Jobs nachgingen, trieb noch ausreichend Sport, um dann den Abend im Flatterkleid, durch das spielerisch der Sommerwind wehte, an der Seite eines smarten Typen im feschen Smoking zu beenden ...

Dieses Kapitel ist einer wackeren, karrierebewussten Dame gewidmet, die mich zwar nur selten verärgert, aber oft belustigt hat. Und die entweder komplett ignorierte oder gar nicht merkte, wie einfältig sie auf ihr kollegiales Umfeld wirkte.

Ich nenne sie einfach mal Frau Snobbe. Nomen est schließlich omen.

Frau Snobbe war jemand, der einem während des Vorstellungsgespräches bereits so dermaßen auf den Wecker fällt, dass man froh ist, wenn es gelaufen ist. Ob nun mit oder ohne Job in der Tasche. Egal.

Nix wie weg!

Ich hatte mich in einem namhaften Unternehmen beworben. Das Vorstellungsgespräch führte Frau Snobbe.

Bevor ich überhaupt Piep sagen konnte, knallte sie mir ihre Visitenkarte vor die Nase, der ich entnehmen konnte, dass es sich bei ihr um eine leitende Mitarbeiterin mit akademischer Ausbildung handelte.

Oh! Ich war zutiefst beeindruckt. So fesch, so jung und schon so ein toller Job.

All das konnte ich natürlich in dieser Form nicht bieten. Weder das eine noch das andere.

Und dementsprechend behandelte sie mich auch.

Als Nächstes legte sie mir hektisch neben ihre Visitenkarte ein Organigramm des Unternehmens, das sie, wohl als Gesprächseinleitung gedacht, von links nach rechts und von oben nach unten erörterte.

So wurde ich gewahr, welches Tochterunternehmen wozu gehörte, in welchem Jahr es jeweils gegründet worden war, zu welchem Zweck und, und, und. Bis ins kleinste Detail.

Vielleicht sollte diese Erläuterung ein wenig die Atmosphäre auflockern. Doch ehrlich gesagt, bei mir führte sie eher dazu, dass ich spätestens nach dreißig Sekunden voll abschaltete.

Frau Snobbe redete und redete. Wie das sprichwörtliche Buch. Nur hier ohne Punkt und Komma. Bestimmt fünf Minuten lang. Wortfetzen wie „Gründung ...“, „Holding ...“, „Head-Office ...“ etc. flogen nur so an meinen Ohren vorbei.

Nicht ein einziges Mal ging sie in ihrem schnarchigen Monolog auf den Job ein, um den ich mich beworben hatte und der mich ehrlich gesagt wesentlich mehr interessierte.

Ganz allmählich drohte ich in eine Art Trancezustand zu verfallen.

Mit den aufmunternden Worten: „So, jetzt erzählen Sie bitte mal ein bisschen von sich!", riss sie mich in letzter Sekunde aus meinem einsetzenden Dämmerschlaf.

Während ich meinen beruflichen Werdegang kurz und prägnant darzustellen versuchte, war ihr bereits eine gewisse Ungeduld anzumerken. Ich bin selbst ein konsequenter Gegner langatmiger Gespräche, die, mit unsinnigen Null- und Nichtigkeiten ausgeschmückt, erst so richtig an Wichtigkeit gewinnen sollen. Doch für die Erläuterung von zwanzig Jahren Berufslebens bedarf es manchmal etwas mehr als zweier Sätze.

Jedenfalls fiel sie mir bei meiner kurzen Ausführung ständig ins Wort und nickte leicht angenervt. Na ja, ich wollte nicht unhöflich sein und die Dame weiter langweilen. So fasste ich mich dementsprechend noch kürzer.

Irgendwie stand die unter Zeitdruck. Das war spätestens zu merken, als ich sie vorsichtig bat, doch mal etwas näher die vakante Stelle zu beschreiben.

Ihre Ausführung bestand lediglich aus einer groben Umschreibung, mit der ich genauso schlau war wie vorher. Als wollte sie sagen: „Das geht dich gar nichts an. Du bist sowieso nicht die Richtige."

Demzufolge getraute ich mich auch nicht mehr, weitere offene und für sie augenscheinlich recht nervige Fragen zu stellen.

Mir war klar, den Job kriegt 'ne andere, und ich machte mich schleunigst vom Acker.

Mit jeweils zwanzigminütiger Hin- und Rückfahrt, inklusive Wartezeit auf Frau Snobbe, hatte mich die komplette Aktion lediglich anderthalb Stunden meines schnöden Daseins gekostet. Die konnte man schon mal opfern.

Ihre alberne Visitenkarte ließ ich übrigens während der Heimfahrt bei offenem Fenster spielerisch hinaus in den Sommerwind wehen ...

Doch, oh Wunder!

Zwei Wochen später wurde ich zu einem zweiten Gespräch eingeladen, das ich dann mit meinem zukünftigen Vorgesetzten führen durfte. Der beantwortete dann geduldig all meine Fragen.

Frau Snobbe war ebenfalls zugegen. Sagte aber Gott sei Dank mal nichts, sondern saß nur mit wichtiger Kennermiene dabei. Ganz souverän und hübsch von oben herab.

Wie man sie kannte.

Und ...

Ich bekam den Job!

Die Stellenbeschreibung dafür beinhaltete unter anderem einige wenige Tätigkeiten aus dem Personalbereich.

Zu diesem Zweck sollte ich über einen kurzen Zeitraum hinweg, jeweils mehrere Stunden wöchentlich, von Frau Snobbe höchstpersönlich in deren „Annalen" eingewiesen werden.

Auweia! Nach diesem drittklassigen Vorstellungsgespräch. Wie wollte die denn jemanden einarbeiten?

Aber es half nichts. Der Chef hatte entschieden. Und so fügte ich mich wohl oder übel und tauchte ein in die Welt der wichtigen Frau Snobbe.

Was mir sofort auffiel, als ich deren schickes Büro erstmalig in Augenschein nehmen durfte, war der chaotische Schreibtisch, an dem sie gelegentlich thronte. Zwischen turmhohen Stapeln von Papieren und Dokumenten tummelten sich benutzte Kuchenteller, Teekanne nebst Tasse (bei ihrer Fernseh-Kollegin hätte es das nicht gegeben), Löffel und Gabel (zwar benutzt, doch saubergeschleckt), Handcreme sowie ein kleines Fläschchen Medizin. Aus den Ablagekörben, die irgendwie noch ein Plätzchen in dem Gewusel gefunden hatten, quollen traurig irgendwelche Blätter.

Wie es wohl bei der zu Hause aussah?

Zumindest nicht so steril wie bei ihrer kaffeetrinkenden Artgenossin aus der Werbung. Das war mal klar.

Diese Vermutung verstärkte sich noch, als ich einmal an einen ihrer Schränke musste. Völlig unvoreingenommen riss ich eine Tür auf. Woraufhin mir gleich ein Ordner mit dickem daraufliegenden Papierstapel zuerst in die Arme und von da aus auf den Boden glitt. „Da muss ich auch mal aufräumen", gab sie dröge zu bedenken.

Das sah ich ganz genauso.

Aber wie heißt es doch gleich so treffend im Volksmund: Intelligente Menschen brauchen Ordnung, Genies finden sich auch im Chaos zurecht.

Demzufolge war Frau Snobbe ein kleiner Einstein. Ich habe selten in einem einzigen Büro so viel Chaos erlebt. Was mich aber immer wieder erstaunte, war die Tatsache, dass sie grundsätzlich alles sofort wiederfand. Krankmeldung von Mitarbeiter Herrn D. – gleich dritter Stapel links unterm sechsten Blatt von oben.

Und was ihr Wissen in diesem Arbeitsbereich anbelangte, war sie auch nicht zu schlagen.

Ebenfalls fairerweise muss ich ihr zugestehen, dass sie sich große Mühe bei meiner Einarbeitung gab. Keine Frage war ihr zu viel, selbst wenn sie vor lauter Arbeit kurz vorm Absaufen stand. Und an ihre herablassende und arrogante Art hatte ich mich derweil auch gewöhnt.

Bis auf den mir zu vermittelnden Fachbereich gab es jedoch kaum private Gespräche zwischen uns. Mich interessierte nicht die Bohne, was sie außerhalb des Jobs so trieb und dachte, und ich war für ihre Verhältnisse sicherlich auch zu bourgeois.

Letzteres muss sie dazu veranlasst haben, mir eines schönen Tages ein Gespräch über ihren tollen Lebensabschnittsgefährten (wenn der mal nicht abends auch immer einen Smoking trug) sowie ihre peppig-interessanten Freunde aufzuzwingen.

Sicherlich wollte Frau Snobbe mir bekennendem Land-Ei damit demonstrieren, welches private Umfeld zu einer kultivierten Lebensweise gehörte. Hier ein enger Freund, der als Broker an der Frankfurter Börse zu tun hatte. Dort eine Freundin, die einen wohlhabenden Zahnarzt in den Staaten geehelicht hatte. Nicht zu vergessen ihre Lieblings-cousine, die sich in einem Kulturausschuss irgendwo in der Schweiz die Zeit vertrieb. Oder der beste Kumpel ihres Freundes, der als Topmanager in Hongkong mutmaßlich jede Menge Kohle scheffelte.

Ich versuchte, so beeindruckt wie möglich zu kucken, fragte mich jedoch insgeheim, ob die wohl alle so weit weggezogen waren, um ihrer Freundin Frau Snobbe aus dem Wege zu gehen.

Verstanden hätte ich es.

Selbst wenn sie denen gegenüber sicherlich immer recht freundlich gewesen war.

Natürlich konnte Frau Snobbe auch im Beruf sehr nett und locker drauf sein. Zwar nicht zu kleinen Lichtern wie mir. Doch umso mehr zu KollegInnen ihres Standes. Das waren vornehmlich AbteilungsleiterInnen oder anderes Volk, das es, wie ihre privaten Kumpane, beruflich richtig zu was gebracht hatte. Mit denen ging sie jeden Tag fröhlich schnatternd und völlig gelöst in die Mittagspause. Wie die Trine aus der Werbung.

Mich fragte sie selbstverständlich nie, ob ich denn mit-kommen wolle. Sofern ich gerade an ihrem Schreibtisch zwecks Einarbeitung saß, gab sie mir den dezenten Hin-weis, ich könne ja mit Frau X oder Herrn Y meine mir zu-stehende Pause verbringen. Obwohl ich neu im Unterneh-men war und nicht mal wusste, wer Frau X oder Herr Y waren.

Leute, die derartig gestrickt sind, glauben fest daran, dass jeder seinen linken Arm hergeben würde, um einmal eine Tasse Kaffee mit ihnen trinken zu dürfen. So eine wichtige Person, behaftet mit einem solch wichtigen Job! Dass das kollegiale Umfeld meist genervt die Augen verdreht, schon allein wegen dieser Fehleinschätzung, sehen die nicht. Eine Tatsache, um derentwillen sie einem fast schon wieder ein bisschen leidtun.

Zu den wenigen Freunden, die Frau Snobbe im Berufsleben hatte, schienen übrigens Mitarbeiter von irgendwelchen Personaldienstleistern zu gehören, die sich regelmäßig kräftig ins Zeug legten, um möglichst schnell in ihren Dunstkreis zu gelangen. Das hatte schon mal zur Folge, dass sie regelmäßig mit Informationen über ehemalige Mitarbeiter (ob nun entlassen oder freiwillig gegangen) versorgt wurde. Immerhin ist die Arbeitswelt recht klein. Natürlich war das vollkommen inoffiziell, aber die Tratschsucht und Indiskretion mancher dieser Leute (natürlich nur der unseriösen) hat mich stellenweise echt schockiert. Frau Snobbe hingegen genoss das in vollen Zügen. Das ließ sich nicht leugnen.

Wie ich ebenfalls während meiner Snobbe'schen Einarbeitungsphase feststellen konnte, hatte sie neben einer mittelschweren Profilneurose eine weitere große Schwäche.

Das waren Seminare, wie sie von Personalern wie ihr regelmäßig angesteuert werden.

Für sie hatten diese - neben dem eigentlichen Zweck der Information und Weiterbildung - noch einen netten Nebeneffekt. Nämlich sich mal wieder gänzlich an der eigenen Wichtigkeit zu ergötzen.

Egal, ob es sich nun um eine große firmeninterne Tagung oder um externe Seminare bzw. Fortbildungen für leitende Personal-Mitarbeiter handelte. Nix wie hin!

Je nach Art der Veranstaltung und mit ein bisschen Glück gaben sich dort Leute ein Stelldichein, die genauso bedeutend waren wie sie selbst.

Jung, dynamisch und irre wichtig.

Oftmals aus Unternehmen der näheren Umgebung.

Im Großen und Ganzen hätte mich das gar nicht interessiert. Ich konnte mir eh gut vorstellen, wie sie bei solchen Anlässen auftrat. Gewandet in einen eleganten blauen Hosenanzug, mit einer Miene, die genauso herablassend war wie ihr schicker, farblich darauf abgestimmter Seiden-Schal.

Was mir aber auch hier das blanke Entsetzen in die Augen trieb, waren die Vertraulichkeiten, mit denen Frau Snobbe von einem dieser Treffen heimkehrte.

Da hatte die sich kurzerhand bei einer Fortbildung darüber ausgetauscht, welcher ehemalige Mitarbeiter der Firma Y sich bei Firma X beworben hatte. Oder wie sich die ehemalige Sekretärin der Firma Z, deren Personal-Trine ebenfalls auf besagter Veranstaltung herumlungerte, beim neuen Arbeitgeber so mache.

Auweia! Hiermit wurde mir klar vor Augen geführt, was ich tief im Innern längst wusste.

Was über uns im heutigen Berufsleben so in die Verbreitung gerät, haben wir selbst nicht mehr in der Hand. Ob wir nun gut oder schlecht dastehen, hängt scheinbar kaum noch von unserer Arbeitsqualität ab. Sondern in erster Linie davon, wer sie denn bewertet und wie wir im Einzelnen zu dieser Person stehen. Oder aber diese zu uns.

Irgendwann hatte mir Frau Snobbe in ihrer wichtigtuerischen Art zu verstehen gegeben, dass sie einschlägige Verbindungen zu recht bedeutenden Firmen aus der Region habe, was unter anderem für die Einholung von Informationen über Bewerber ausgesprochen nützlich sei ...

Was wohl dabei herauskäme, wenn bei *uns* irgendjemand Referenzen über Pissnelken wie die einholen würde?

Wovon ihre Bewertung der Arbeitskraft anderer abhing, weiß ich nicht genau. Dass es jedoch auch nicht immer nur die Qualität war, demonstrierte sie mir zwischendurch am Beispiel einer lieben Kollegin.

Besagte Kollegin war ebenfalls zwei Wochen für meine Einarbeitung zuständig. Eine junge, eher bescheidene und sehr liebenswerte Person, die gern ein etwas verantwortungsvolleres Aufgabengebiet übernommen hätte. Ein bisschen der Typ „graue Maus".

Also nix für Madame Snobbe.

Mir fiel sofort auf, wie gewissenhaft und fleißig sie arbeitete. Effizient und schnell. Und das an einem vernünftig strukturierten Arbeitsplatz. Hier hätte man nie irgendwelche abgelutschten Kaffeelöffel auf dem Schreibtisch vorgefunden. Diese Mitarbeiterin war in ihrem Verhalten gegenüber Vorgesetzten, Kollegen und Kunden stets höflich und korrekt. Für ihre zuverlässige Arbeitsweise sowie ihre Hilfsbereitschaft wurde sie gerechtfertigterweise sehr geschätzt. Das war jemand, der über den berühmten Tellerrand hinausblickte und bestimmte Arbeitsabläufe kontinuierlich optimierte.

Leider hatte sie das Pech, von unserer Personal-Trine aus unerfindlichen Gründen nicht gemocht zu werden. Warum, habe ich nie erfahren. Es hat mich auch nicht sonderlich interessiert.

Frau Snobbe konnte schließlich auch nicht jeder leiden.

So empfand ich es als Krönung der Unverschämtheit, wie die offensichtlich nach jedem kleinen Fehler in der Arbeitsweise ausgerechnet dieser Frau suchte. Permanent bemängelte sie hier und meckerte da, sobald sie nur deren Namen hörte. Und das, obwohl sie Frau Snobbe in keiner

Weise unterstellt war und arbeitstechnisch kaum mit ihr zu tun hatte.

Dies zum Thema Vorgesetzte, die gar keine sind.

Natürlich hatte besagte Mitarbeiterin auch ihren Vorgesetzten gebeten, ihr Arbeitsgebiet doch zu erweitern. Doch dieser gehörte unglückseligerweise zu Snobbes „Wir-gehen-dann-mal-eben-zu-Tisch"-Clique.

Da hatten wir es mal wieder. Eine kleine Mitarbeiterin, die zumindest in ihrer konsequent ordentlichen Arbeitsweise zigmal der großen Snobbe das Wasser hätte reichen können. Von dieser aber aus rein persönlichen Gründen klein gehalten wurde. Und das mutmaßlich mit Hilfe eines Vorgesetzten, der mit Snobbe regelmäßig in die Kantine watschelte, um mit ihr ein Tässchen guten Kaffees zu trinken.

Die Kollegin, von der hier die Rede ist, arbeitete weiter fleißig und gewissenhaft vor sich hin und packte ein Jahr später ihre Koffer. Wir alle waren darüber sehr traurig.

Frau Snobbe, die ungefragt ihren Senf dazugab, machte vor uns niederem Volk keinen Hehl daraus, dass der Weggang dieser jungen Mitarbeiterin keinen Verlust für sie darstelle.

Diese war wohl nicht stylish genug, verfügte über keine akademische Ausbildung und trank den falschen Kaffee.

Anhand einer jungen Bewerberin, die sich für einen Job in der Personalabteilung beworben hatte, verdeutlichte Snobbe andererseits, wie sehr sie sich ins Zeug legen konnte, wenn jemand ihren extrem oberflächlichen Nerv traf.

Nicht nur fachlich total kompetent, muss die Dame ebenfalls jung, dynamisch und sehr modebewusst (!) gewesen sein. Angeblich fuhr sie auch ein tolles Auto.

Worüber sich Frau Snobbe nun mehr freute, ob über das modische Aussehen oder aber die fachliche Kompetenz, war nicht klar auszumachen. So begeistert war sie.

Die sollte es sein, die wollte sie haben!

Hinzu kam ein weiterer Vorteil. Die Bewerberin war nämlich zu diesem Zeitpunkt arbeitslos und hätte folglich sofort antreten können. Zudem witterte Frau Snobbe aufgrund dieser Tatsache eine Chance, bezüglich des Gehaltes ein paar Groschen für ihren Arbeitgeber einzusparen.

Sie rief die Frau also an, um ihr mitzuteilen, dass sie den Job bekommen solle. Was ich nicht wusste, war, dass es während des persönlichen Vorstellungsgespräches bereits unterschiedliche Auffassungen zum Thema Gehalt gegeben haben muss. Das bekam ich dann spätestens anhand dieses Telefonates der besonderen Art mit, weil ich gerade mal wieder meinen Einarbeitungsnachmittag hatte.

Snobbe nuschelte bei diesem wichtigen Anruf ins Telefon wie eine Stewardess ins Mikro à la: *„Wir sind sehr erfreut, Sie heute bei uns an Bord begrüßen zu dürfen ...“* Auch die Geschwindigkeit, in der sie so dahersabbelte, erinnerte stark an diese miserabel verständlichen Durchsagen, bei denen die Sprecherin aus unerfindlichen Gründen oftmals diesen albernen näselnden Singsang anstimmt.

Die arme Angerufene muss das genauso empfunden haben. Merkte ich doch, dass Frau Snobbe ihre Äußerungen hier und da schon mal wiederholte.

Der Bewerberin schien die anfängliche Freude über die frohe Botschaft recht schnell abhandengekommen zu sein. Denn sie war offensichtlich nach wie vor nicht gewillt, diesen Job unter dem im persönlichen Gespräch angebotenen Gehalt anzunehmen. Das war den Snobbe'schen Antworten eindeutig zu entnehmen.

Letztere begann zu handeln und fragte ihre Gesprächspartnerin, was denn für sie die äußerste Grenze sei. Die Dame nannte eine Zahl. Frau Snobbe pustete geräuschvoll ins Telefon, so wie ihre fliegenden Artgenossinnen das auch immer tun, wenn den Passagieren der Verkauf von zollfreiem Parfum oder Zigaretten mitgeteilt wird.

Doch Scherz beiseite! Sie war nun gar nicht mehr zu Späßen aufgelegt und sagte eisig: „Das kann ich nicht bezahlen."

Nein. Nicht schon wieder.

Das hatte ich doch selbst schon mal irgendwo gehört.

Und zwar bei eigenen Vorstellungsgesprächen.

Ist Ihnen schon mal aufgefallen, dass eine derartige Äußerung in der ersten Person Singular vorwiegend von Frauen kommt. „Das kann *ich* nicht bezahlen" oder „Da komme *ich* nicht mit hin." Man könnte buchstäblich an die Decke gehen.

Für mich klingen solche Äußerungen immer, als müsste die jeweilige Mitarbeiterin das geforderte Gehalt aus eigener Tasche bezahlen oder sich gar vom Munde absparen. Darbend und voller Entbehrungen.

Und gerade deshalb freute ich mich ganz besonders – stumm und still vor mich hinarbeitend, während ich artig zuhörte –, dass die Bewerberin nicht zu erweichen schien.

Da wurde Frau Snobbe plötzlich ärgerlich und fragte doch allen Ernstes ihr telefonisches Gegenüber, ab wann es denn Arbeitslosengeld II, sprich Hartz IV, bekommen werde.

Vor Schreck wäre ich fast unter den Schreibtisch gerutscht. So viel Dreistig- und Geschmacklosigkeit hatte ich noch nie erlebt.

Mal ganz davon abgesehen, dass derartige Verhandlungen am Telefon geführt wurden, sollte hier ganz offensichtlich eine mutmaßliche Topkraft so billig wie möglich eingekauft werden, indem man auf ihren finanziellen und sozialen Abstieg spekulierte. Und das in einem Unternehmen mit wirklich gutem Namen!

Die Bewerberin schien echt sauer.

Verständlicherweise. Jedenfalls war das Gespräch für die damit beendet. Für Frau Snobbe ebenfalls. *„... und wir hoffen, Sie bald wieder bei uns an Bord begrüßen zu dürfen ..."*

Sie wies mich an, die Unterlagen der Dame noch am selben Tage zurückzuschicken, vor lauter Ärger hatte sie hässliche rote Flecken am Hals. Die hatte ich auch.

Allerdings vor Fremd-Scham.

Aber nicht nur derartig professionell geführte Telefongespräche gehörten für Madamchen zu ihren bevorzugten Plattformen der Selbstdarstellung.

Es gibt in jedem Unternehmen schließlich noch Events wie runde Geburtstage oder Jubilarfeiern von leitenden Angestellten. Und je größer die Firma, desto aufwändiger sind diese oftmals gestaltet.

Natürlich ging sie schon mal pflichtschuldigst zu so was wie dem 60. Geburtstag eines Schlossers, der an seinem Ehrentage einen kleinen Umtrunk für seinen engsten Kollegenkreis in der Firma gab und bereits im Unternehmen tätig gewesen war, als sie selbst noch als Quark im Schaufenster gelegen hatte.

Aber das war halt nicht dasselbe.

Da ließ man sich lediglich zu ein bisschen Small Talk herab, aß brav ein Stück Kuchen, den die Ehefrau mit Liebe für die Kollegen ihres Mannes gebacken hatte, spülte diesen mit etwas mittelteurem Sekt runter und ging wieder. Was mir gerade in solchen Fällen besonders leidtut, ist die ehrliche und aufrichtige Freude, die ein kleiner Besuch von Strategen wie Frau Snobbe bei diesen Menschen auslöst. Wenn die manchmal wüssten ...

Sie hatte prinzipiell nichts gegen 60. Geburtstage oder Jubiläen im Unternehmen. Zumindest nicht, wenn diese in entsprechendem Rahmen stattfanden.

Beispielsweise ein 25. Firmenjubiläum eines Geschäftsführers – sofern es das heute überhaupt noch gibt –, das auch noch die Unternehmensleitung großzügig ausrichtet. Das hat was. *Da* muss Frau hin. Hier lässt sich die eigene Wichtigkeit doch gleich viel besser unterstreichen. Schon die illustre Gästeschar bringt viel mehr Spaß. Da ist immerhin alles geladen, was Rang und Namen hat. Und man tummelt sich unter Gleichgesinnten.

Überhaupt die Verpflegung. Von wegen Discounter-Sekt. Sekt gibt's meistens auch, aber bestimmt keine „Bahndamm-Spätlese" vom Penner-Markt. Denen, die bei solchen Anlässen Kaffee trinken, wird sicherlich der aus dem „Frau-Snobbe-im-Fernsehen"-Werbespot kredenzt.

Und diese geistvollen Gespräche, die hier geführt werden. Wen interessiert schon die Unterhaltung mit einem Schlosser, der höchstens voller Stolz darüber berichtet, dass er den Dachboden seines kleinen Reihenhauses selbst ausgebaut hat?

Bestimmt nicht Typen wie Snobbe.

Sofern das passende Publikum anwesend war, lief die in ihrer Geschwätzigkeit zur Höchstform auf und vergaß dabei schon mal Zeit und Stunde.

Ich habe mich oft gefragt, ob sie bei meinem Vorstellungsgespräch vielleicht so gehetzt gewirkt hatte, weil sie noch eine derartige Feierlichkeit aufsuchen wollte oder musste.

Jedenfalls, weil sie diesen Rahmen so liebte, durfte auch niemand vergessen, sie einzuladen.

Was dummerweise tatsächlich einmal passierte. Und zwar während meiner Snobbe'schen Einarbeitungsphase.

Bei diesem Fauxpas handelte es sich um die Abschiedsveranstaltung für einen hochrangigen, langjährig tätigen Angestellten.

Die Organisatoren dieses Ereignisses hatten die Einladungen an alle wichtigen Persönlichkeiten des Unternehmens bereits verschickt. Was sich natürlich in Windeseile herumsprach. So hörte zwangsläufig auch unsere snobistische Freundin davon.

Und die hatte bislang keine.

Obwohl es bis zu den Feierlichkeiten noch eine kleine Weile hin war, wurde sie von Tag zu Tag nervöser. Wer ihr fortan in die Quere kam, wurde zu der Thematik, ob nun Einladung oder nicht, eingehend befragt. Das galt für ihre wichtigen Mittagspausen-Kollegen, Vorgesetzte und gar niederes Fußvolk.

Und siehe da, ihre Angst wurde zur bitteren Gewissheit.

Man hatte sie glatt vergessen!

Ich halte mich persönlich für einen guten Menschen, muss aber zugeben, dass mich diese Tatsache mit einer gewissen Schadenfreude erfüllte, die ich einfach nicht unterdrücken konnte.

Die Tage gingen ins Land.

Und Frau Snobbe vor lauter Elend am Stock.

Sie war mittlerweile ein Schatten ihrer selbst. Was mir persönlich so auf die Nerven fiel, dass ich drei Kreuze gemacht hätte, wenn meine nur noch wenigen Einarbeitungstage bei ihr endlich gezählt gewesen wären.

Ich war bereits geneigt, den „Ausscheidenden", der Frau Snobbe so viel Kummer beschert hatte, selbst anzusprechen.

Doch das war nicht nötig.

Eines Nachmittags saß sie auffallend fröhlich hinter ihrem Schreibtisch.

Mein erster Gedanke war, dass sie am Abend zuvor mit irgendwelchen privaten Freunden, genauso karrierebewusst und stylish wie sie selbst, ein paar Mal um die Häuser geinlinert sein musste. Wie die Kaffee-Tante. Und Sport setzt ja bekanntlich körpereigene Glückshormone frei.

Aber nein.

Zu ihrem erhöhten Endorphinpegel hatte tatsächlich besagter Jubilar beigetragen. Wie sie mir freudig erregt mitteilte, hatte sie den tags zuvor auf dem Flur getroffen und im Verlauf eines kurzen Gespräches auf die fehlende Einladung hingewiesen.

Oh! Der gute Mann hatte ihr sofort versichert, dass es sich nur um ein Versehen handeln könne. Noch am selben Abend hatte er ihr dann dieses heißbegehrte Papierchen höchstpersönlich in die Hand gedrückt.

Manchen Leuten ist eben nichts zu blöde.

Jedenfalls waren meine Einarbeitungstage Gott sei Dank gezählt und ich war froh, keine völlig gramgebeugte Frau Snobbe hinter mir lassen zu müssen. Das hätte nämlich so gar nicht zu ihrem trendy Style gepasst.

Zugegeben, sie war bei Weitem nicht so boshaft wie manch anderer in diesem Buch beschriebene Charakter. Das muss auch mal gesagt werden. Sie hatte sicherlich auch ihre sensiblen und verletzlichen Seiten. Doch gehörte sie eindeutig zu denen, die es spielend schaffen, diese zumindest im Job strikt unter Verschluss zu halten. Eine Tatsache, mit der man sich in erster Linie wahrscheinlich Respekt verschaffen möchte.

Gerade im Personalbereich ist es sicherlich unerlässlich, eine gewisse berufliche bzw. persönliche Distanz zu Mitarbeitern zu wahren. Schließlich muss man denen ja auch schon mal weniger schöne Dinge mitteilen.

Aber so?

Frau Snobbe, seien Sie einfach mal Sie selbst! Und legen Sie um Himmels willen Ihr albernes, wichtigtuerisches Gehabe ab! Zeigen Sie auch bei Vorstellungs- sowie Kündigungsgesprächen, dass Sie das Herz am rechten Fleck haben!

Falls es denn so ist.

Dann klappt's auch mit den Kollegen.

Frau Snobbe hat das Unternehmen vor einiger Zeit verlassen, um bei einem Personaldienstleister einen leitenden Posten zu übernehmen.

Eine Entscheidung, die ich nicht ganz nachvollziehen konnte. Aber wie Sie sich denken können, hat sie mich natürlich nicht dazu befragt.

Von ihren „Zu-Tisch-Kumpanen" vielleicht mal abgesehen, hat sie an ihrem ehemaligen Arbeitsplatz bis heute niemand sonderlich vermisst.

Und ihre blasierte Art im Umgang mit anderen erst recht nicht.

Im Gegenteil. Wir waren recht froh darüber, dass die Nachfolgerin von Frau Snobbe das genaue Gegenteil darstellte. Zumindest im Umgang mit uns popeligem Fußvolk.

Die Belegschaft hat es der Dame dahingehend gedankt, dass man sie sofort akzeptierte. Als Kollegin und als Vorgesetzte.

Es geht eben auch anders.

Ich für meinen Teil wünsche mir, niemals bei Frau Snobbes jetzigem Arbeitgeber vorstellig werden zu müssen. Da ich weder trendy noch stylish bin und meine Freunde weder reich noch wichtig sind, hätte ich bei ihr sicherlich nach wie vor schlechte Karten.

Herr Brech – der Sanierer

Dies ist die Geschichte von einem, der auszog, andere das Fürchten zu lehren.

Die Geschichte des Herrn Brech.

Ein Mann, für dessen feste Etablierung beim neuen Arbeitgeber das Motto „Selbstbewusstes Auftreten trotz größter Ahnungslosigkeit" fürs Erste vollkommen auszureichen schien.

Rein optisch gibt es diesen Typus in zwei gängigen Ausführungen:

Kategorie eins: Brathendl-braun, stets topmodisch gestylt sowie teuer gekleidet. Gebleichte Zähne, gefärbte Haare. Einen auf Power und Dynamik machend. So was wie ein Rex Gildo für Arme. Eine Spezies, die bereits am ersten Arbeitstag demonstrativ im Laufschritt über die Flure hastet. Umgeben von einer Blase Diensteifriger, denen hektisch die zu erledigenden Aufgaben zugebrüllt werden. Diensteifrige, die immer freundlich nicken – wenn nötig, auch dreimal hastig hintereinander – und über jeden noch so lahmen Witz ihres neuen Vorgesetzten von Herzen lachen können. Wer kriecht, kann schließlich nicht stolpern.

Kategorie zwei: Kleidungstechnisch leicht peplos und bieder, eher schnarchig und langweilig. Gewandet in artige Anzüge oder lässige Cashmere-Pullis am „Casual Friday". Zunächst bemüht, vornehmlich Seriosität auszustrahlen, um anschließend den feinen Kerl rüberkommen zu lassen, mit dem man natürlich über alles reden kann. Der hier rennt noch nicht am ersten Arbeitstag beim neuen Arbeitgeber lautstark keifend umher. Sondern wartet damit mindestens noch zwei Monate. Unter dem Mantel der Bescheidenheit peilt er zunächst die Lage und sucht sich vorsichtig in allen Bereichen des Unternehmens die ersten Freunde.

Doch sosehr sich diese beiden Kategorien auch optisch unterscheiden: Wer einem echten Brech begegnet, wird bestätigen, dass man auf Äußerlichkeiten rein gar nichts geben darf. Und wer diesen Typ Karrierist hinter sich gelassen hat, den kann zukünftig nicht mehr allzu viel erschrecken.

Unser Brech stieß vor wenigen Jahren zu einem namhaften Unternehmen, um eine leitende Position zu übernehmen.

Zwar noch recht jung, gab er sich zunächst auffallend höflich, überaus zuvorkommend und so bescheiden.

Äußerlich sogar ein bisschen die Sorte blutleeres Jüngelchen. Und somit eindeutig der Kategorie zwei zuzuordnen.

Gleich zu Beginn seiner Arbeitsaufnahme befasste er sich mit den Arbeiten, die sein Vorgänger hinterlassen hatte, und ließ bei der Belegschaft durchblicken, dass er einen durchaus positiven Eindruck davon habe. Damit konnte er bei den Mitarbeitern, die immer noch geschlossen hinter ihrem Ex-Vorgesetzten standen, kräftig Pluspunkte sammeln.

Vor seinem Dienstantritt hatte nämlich hartnäckig das Gerücht kursiert, der Herr Brech habe als Sanierer bei seinen ehemaligen Arbeitgebern jeweils eine riesige „Blutspur" hinterlassen.

Und was auch immer das heißen mochte. Es klang irgendwie nicht gut.

Aber da der Neue sich doch so fair verhielt, war man nur allzu gern bereit, derartiges Gerede geflissentlich zu ignorieren.

Jeder hat schließlich eine Chance verdient.

Zudem war die Firma, die Brech nun heimsuchte, alles andere als ein Sanierungsfall. Im Gegenteil. Die wirtschaftliche Lage war ausgesprochen stabil und hat bis heute zu stetiger Expansion geführt. Vor diesem Hintergrund wurde ihm auch sein Lieblingsspruch „Ich bin hart, aber fair" bereitwillig abgekauft.

In den ersten Arbeitstagen bat Brech die ihm zukünftig unterstellten Abteilungen einzeln zu einem einstündigen Kennenlern-Gespräch. Kaffee, Kuchen und Gesülze sollten die Atmosphäre ein wenig auflockern. Jeder wurde aufgefordert, seine derzeitige Arbeit grob zu umreißen, eventuelle Verbesserungsvorschläge zu unterbreiten und vielleicht ein bisschen von sich persönlich zu erzählen.

Er hörte aufmerksam zu und schilderte bei dieser Gelegenheit seine eigene berufliche und private Laufbahn. So erfuhren die staunenden Mitarbeiter, dass er aus einfachen Verhältnissen stamme, die so einfach gewesen sein mussten, dass es einem buchstäblich die Tränen in die Augen trieb.

Der Rest war die klassische „Vom-Nachtpott-zum-Milchpott"-Karriere: eine solide handwerkliche Ausbildung, anschließend diverse Firmenwechsel, die ihn positionsmäßig in immer höhere berufliche Sphären katapultiert hatten. Bis hin zu einem einjährigen Aufenthalt in den USA, der ihm durch die Leitung eines geheimnisvollen Projektes einen wichtigen Titel eingebracht haben musste.

Das Verblüffende an der Geschichte war, dass er überhaupt einen Job in Amerika in dieser Position hatte antreten können, obwohl er laut eigener Aussage über fast keinerlei Englischkenntnisse verfügt hatte. Aber im Land der unbegrenzten Möglichkeiten sind ja mit Biss und Dynamik schließlich noch ganz andere Karrieren entstanden.

Nur das konnte die Erklärung sein.

Dass seine eigene Erfolgsstory wahrscheinlich nicht ausschließlich auf Biss und Dynamik basierte, verdeutlichte Brechs Antwort auf die schüchterne Frage eines Kollegen, was das denn für ein Projekt gewesen sei.

Nebst ein paar flüchtigen Erläuterungen gab er dazu eine mündliche Auflistung *der* Bevölkerungsgruppen zum Besten, die in den USA einem besonderen Kündigungsschutz unterliegen.

Er sei dort anfänglich nicht sonderlich beliebt gewesen und man habe ihn sicherlich für ein Arschloch (so Brech) gehalten. Warum, erwähnte er nicht. Und danach zu fragen, traute sich auch niemand. Als das Jahr um gewesen sei, seien ihm die Sympathien seiner amerikanischen Untergebenen jedoch nur so zugeflogen.

Aha ...

Ob er bei Letztgenannten wohl von denen sprach, die zwölf Monate unter seiner Führung schadlos überstanden hatten?

Was dessen Ziele am neuen Arbeitsplatz anbelangte, machte man sich allerdings keine allzu großen Sorgen. Die in den Kennenlern-Gesprächsrunden angekündigten Umstrukturierungsmaßnahmen konnten das positive Arbeitsklima ja durchaus noch steigern. Warum sich dagegen sträuben, wenn gewisse Arbeitsabläufe noch optimiert würden? Außerdem war das Unternehmen rundherum gesund, so dass es auch nichts zu sanieren gab. Also sicherten ihm die Mitarbeiter jedwede Unterstützung zu, die er als Neuling im Unternehmen brauchte.

Herr Brech warf gleich mit seiner Meinung nach bahnbrechenden Schlagworten aus der amerikanischen Wirtschaft um sich, dass es nur so knallte. „Basis for Business" nannte er das.

Etwas, das die Belegschaft zunächst sehr lernfreudig und aufrichtig beeindruckt annahm.

So setzte er unter anderem durch, dass sämtliche Sachbearbeiter nicht mehr als solche, sondern ausschließlich als Manager zu bezeichnen waren. Mit der Begründung, dass

Vorgänge zukünftig nicht mehr „bearbeitet", sondern „gemanagt" würden.

Das leuchtete ein.

Zumindest zum Teil.

Folglich erhielt beispielsweise der Verkaufsleiter den wichtigen Titel „*Sales-Manager*", die Filialleiter wurden zu „*Branch-Managern*", der Buchhalter schimpfte sich fortan „*Accounts-Manager*". Ein Mitarbeiter, unter anderem zuständig für das Versenden von Mustern, war jetzt der „*Samples-Manager*".

Heutzutage eigentlich nichts Besonderes mehr.

Nur dass die liebenswerte, pausbäckige Dame an der Essensausgabe fortan ein Namensschildchen mit der Bezeichnung „*Canteen-Manager*" tragen musste (dabei vor Verlegenheit leicht errötend), ließ die Belegschaft dann doch die Stirn zweifelnd in Falten legen.

Herr Brech schien entweder ein bisschen zu Übertreibungen zu neigen oder nicht zu wissen, dass weniger manchmal mehr ist.

Denn um ganz ehrlich zu sein: Bei seinen allumfassenden Amerikanisierungsmaßnahmen wirkte er auch nur so amerikanisch wie eine Schwarzwälder Kirschtorte mit 'nem Kännchen Kaffee.

Der erste wahre Unmut breitete sich dann durch ein offenbar immer weiter um sich greifendes Übel in Form von stundenlangen Besprechungen aus. Daran konnten auch die fortan benutzten klangvollen Bezeichnungen wie *briefings, meetings, discussions, brainstormings* oder *conferences* nichts ändern, die den Informationsfluss in Gang bringen sollten.

Das mochte ja bis zu einem gewissen Grad schon nützlich sein. In Anbetracht der Häufigkeit erachteten die meisten Teilnehmer diese jedoch nicht immer als sinnvoll und befanden, man solle vielleicht mal den Kosten-Nutzen-

Faktor prüfen, wenn für so was unzählige effektive Arbeitsstunden vergeudet würden.

Da mit der Ära Brech aber eine generelle „Arbeitszeit-nach-hinten-Verschiebung" eingeläutet worden war, konnten die angefallenen Zeitverluste problemlos wieder kompensiert werden. Die Tage der Trägheit und Faulheit, nach denen ein Arbeitnehmer bereits nach maximal zehn Stunden in Richtung Zuhause abwanderte, waren offensichtlich gezählt. Das Lotterleben hatte endlich ein Ende. Zwölf bis vierzehn Stunden Dauerstress, resultierend aus den eingeführten Endlos-Besprechungen sowie der Erstellung ellenlanger Statistiken, abteilungsinterner Präsentationen oder der Ausfertigung seitenlanger schriftlicher Arbeitsplatz-Umstrukturierungs-Vorschläge, waren jetzt an der Tagesordnung.

Die Klagen der Belegschaft, dass sich die unerledigte Arbeit nur noch so häufe, wischte Brech lediglich mit einer unwirschen Handbewegung weg.

Überhaupt.

Sein Umgangston, in dem er mit sämtlichen Untergebenen kommunizierte, wurde immer ungehaltener. Und bereits nach wenigen Wochen war von der anfänglich zur Schau getragenen höflichen Distanz nichts mehr zu merken.

Es gab nur noch zwei Lautstärken: laut und ganz laut.

So wurden nach und nach aus freundlichen, aber bestimmten Anweisungen unverschämt dahergebellte Befehle. Die Mitarbeiter reagierten darauf ebenfalls mit Verärgerung.

Auch das störte den Herrn Brech nicht. Im Gegenteil.

Der nutzte nun auch jede noch so kurze Autofahrt, um irgendwelche Untergebenen eifrigst und hochwichtig mit Anrufen zu bombardieren. Dabei kotzte er schon mal hysterische Beschimpfungen für nicht besorgtes Raumluftspray fürs Herrenklo ins Telefon. Oder aber er beschwerte sich auf diesem Wege, dass noch niemand den neuen Wasserkocher bestellt habe. Gab es mal nichts zu beanstanden, wurde halt angerufen, um Termine mit Mitarbeitern abzusprechen, die er noch drei Minuten vor Antritt seiner Fahrt gesehen hatte und die er in spätestens einer Stunde wiedersehen würde.

Einfach mal anrufen, um eben mal anzurufen.

Eine weitere Spezialität seinerseits lag darin, so wenig Informationen wie eben möglich in jeden seiner schlau klingenden Befehle zu legen, so dass der arme Angerufene erst mal unnötig viel Zeit investieren musste, um überhaupt herauszufinden, was Brech eigentlich wollte.

Das wusste der zwar oftmals selbst nicht so genau.

Wie das, was er anwies, zu erledigen war, ebenfalls nicht.

Doch eines musste man ihm lassen. Er verstand es wie kein Zweiter, die eigene Unkenntnis durch rotziges Auftreten und Dreistigkeiten so zu frisieren, dass es — zumindest oberflächlich betrachtet — als das genaue Gegenteil bei seinen Mitarbeitern ankam. Und erst recht bei seinen eigenen Vorgesetzten.

Kurzum, keine von ihm angetretene Autofahrt verging ohne ein schnoddriges „Besorgen Sie gefälligst ...“, „Kümmern Sie sich mal ...“, „Sind Sie etwa nicht in der Lage ...?“.

Schrill und anmaßend. Unhöflich und frech.

Nie ein Bitte und erst recht kein Danke.

Manieren wie 'ne offene Hose!

Sie können sich sicher vorstellen, was erst los war, wenn der in Urlaub oder auf Geschäftsreise ging.

Dasselbe Szenario. Anrufe dieser Art erfolgten dann im Halbstundentakt.

Die genervten Mitarbeiter konnten nach kürzester Zeit nicht mehr ausmachen, ob es besser sei, wenn Brech körperlich anwesend oder aber einfach weit weg war.

Allgegenwärtig, ohne dabei physisch präsent sein zu müssen. Das kann auch nicht jeder.

Apropos An- und Abwesenheit.

Kurz nach Eintritt ins Unternehmen hatte er in dem für ihn zuständigen Sekretariat eine kleine gelbe Lampe installieren lassen, die nur von seinem Büro aus an- und ausgeknipst werden konnte.

Gelbe Lampe „an" bedeutete so viel wie: „Herr Brech möchte nicht gestört werden! Keine Gespräche, keine Besuche (bitte)!" *Please do not disturb!*

Gelbe Lampe „aus": „Ich habe jetzt Zeit" oder aber „Herr Brech is' wech ...". *Mr. B. is absent.* Kein Anschluss unter dieser Nummer.

Und da es sich bei ihm um einen vielbeschäftigten Mann handelte, nicht selten mit einem vierzehnstündigen Arbeitstag, brachte er dieses kleine unschuldige Lämpchen regelmäßig voller Inbrunst zum Glühen.

Sofern er denn nicht gerade eben auf Reisen war und die gesamte Belegschaft telefonisch mit seinen abstrusen Anweisungen verwirrte.

Zum Thema Kommunikations-Management setzte er eine weitere glorreiche Idee in die Tat um: Seine Sekretärin wurde mit einem Handy ausgestattet, um rund um die Uhr erreichbar zu sein. Das klassische „Fräulein von's Amt" des einundzwanzigsten Jahrhunderts.

Das hochwichtige Utensil kam dahingehend zum Einsatz, dass die kopfschüttelnde Mitarbeiterin vorm Nachhausegehen, zumeist recht spät, das Brech'sche Telefon darauf umleiten musste (zumindest wenn er außer Haus war). *The person you have called is temporarily not available.*

Sobald sich dann ein Anrufer für ihn meldete, konnte man dem sagen, dass Herr Brech unterwegs sei und derjenige sich bitte noch einmal melden möge.

Die Wichtigeren dieser Welt wurden gefragt, ob Herr Brech denn am nächsten Tag zurückrufen dürfe.

Den ganz Wichtigen teilte die handydiensthabende Genervte mit, dass Herr Brech auf jeden Fall am nächsten Tag zurückrufen werde!

Ausschließlich der Geschäftsleitung durfte das Brech'sche Programm für den nächsten Tag mitgeteilt werden.

Nach mehreren Wochen wurde die Operation „Handy" jedoch urplötzlich eingestampft. Und zwar in Ermangelung interessierter Anrufer.

Was beruhigenderweise verdeutlichte, dass es noch Menschen gab, die ab zwanzig Uhr wahrscheinlich lieber ihren Feierabend genossen, als mit einem Herrn Brech zu telefonieren.

Wer kennt nicht diese amerikanischen Spielfilme, in denen leitende Mitarbeiter deren Untergebene ununterbrochen mobil, per E-Mail oder gar persönlich traktieren?

So kam man sich auch hier bereits vor.

Wie im Film.

Doch die meisten waren sich einig: Es war eindeutig der falsche.

Seine anfänglich zur Schau getragene Bescheidenheit war mittlerweile vollständig verflogen.

In den ersten Arbeitstagen hatte er noch in der gesamten Belegschaft durchblicken lassen, auf Statussymbole, wie sie zuweilen ein Firmenwagen darstellt, keinerlei Wert zu legen. Er setze da eher auf effektives Kostenmanagement. Typ und Ausstattung des für ihn bestellten, aber noch nicht gelieferten PKW seien ihm völlig wurscht.

Hauptsache sparsam. So seine Worte.

Mit dieser Einstellung hatte er seinerzeit noch mal Eindruck schinden können. Wo gab es das schließlich noch? Da hatte tatsächlich jemand in so kurzer Zeit eine derartig steile Karriere hingelegt, ohne jegliche Bodenhaftung zu verlieren. Seine Untergebenen waren zutiefst beeindruckt gewesen.

Was allerdings nur ein kleiner erlauchter Kreis unfreiwillig mitbekam, war, dass Brech hinter den Kulissen zu diesem Thema eine völlig konträre Haltung an den Tag legte. Hier nörgelte er nämlich unaufhörlich über die unbequemen Sitze seines Überbrückungs-PKW – einige Klassen unter der des für ihn bestellten liegend. Dann wieder quengelte er in seiner miesepetrigen Art über die billige Ausstattung. Seine ungebremste Wut über diese „lahme Ente" führte letztendlich dazu, dass er eine Mitarbeiterin mehrmals täglich mit den Worten „Scheißen Sie den mal richtig zusammen und fragen Sie, ob ..." zu Anrufen bei dem bemitleidenswerten Verantwortlichen nötigte, der mit der Beschaffung der edlen Karosse betraut worden war. Zwecks Anmahnung des neuen Autos, versteht sich.

Die völlig entnervte Frau musste nun kontinuierlich die Auslieferung von Brechs Firmenwagen im Auge behalten und immer neue Sonderwünsche wie Lederausstattung, Wurzelholzarmaturen, Niveauregulierung ... und, und, und weiterleiten.

Der Firmenwagen-Besteller teilte der Anmahnerin mehrfach mit, dass Herrn Brechs Vorstellungen in puncto Ausstattung sicherlich vereinzelt noch realisierbar wären. Er gab aber zu bedenken, dass er keinerlei Einfluss auf die Lieferzeit habe, da er das Auto ja nicht baue.

Das sah sie wohl ein.

Herr Brech aber nicht.

Der verlangte von ihr, dass sie dem Herrn ausrichte, er solle gefälligst ein bisschen Dampf beim erwählten Automobilhersteller machen.

Nach zwei Wochen voll nervtötenden Gemaules seitens Brech schlossen dann Firmenwagen-Besteller und Firmenwagen-Anmahnerin einen heimlichen Pakt und taten das, was sie eigentlich von vornherein hätten tun sollen.

Nämlich nichts.

So störte sich weder die eine noch der andere an dem schnöden Gemeckere und rührte in dieser Angelegenheit keinen Finger mehr.

Man ließ den Dingen einfach freien Lauf, lehnte sich entspannt zurück und wartete völlig gelöst ab.

Ohne jemals einen weiteren Anruf in dieser Angelegenheit getätigt zu haben.

Bis irgendwann der neue Wagen kam und standesgemäß in Brechs Tennis-Club präsentiert werden konnte.

Manche Dinge regeln sich halt von selbst.

Vor seinen Untergebenen gab er sich mittlerweile dermaßen gestresst und übellaunig, dass es kaum noch auszuhalten war. Es verging kein Tag ohne demonstratives Geschrei, das er mit Vorliebe von sich stieß, wenn er – es war so weit – jetzt im Laufschritt über den Flur stampfte.

Zudem ließ er keine Gelegenheit ungenutzt, gewisse Auserkorene nach allen Regeln der Kunst öffentlich auszupeitschen. Vorzugsweise in Gegenwart Dritter.

Zu diesem Zweck zitierte er des Öfteren irgendeinen armen Teufel in sein Büro und schrie die betreffende Person so laut zusammen, dass man selbst im Keller des Gebäudes mitbekam, welchen Idioten es im dritten Stock wieder einmal getroffen hatte.

Warum, war eigentlich egal. Wichtig war nur, dass es jeder hörte.

Mit dem Zartgefühl eines Türstehers nahm Brech jedem Betroffenen die Möglichkeit, sich zu äußern, indem er noch lauter, noch unverschämter wurde. Und zumindest für solche Zwecke stand seine Tür immer ganz weit offen.

Wer sich jemals allein mit ihm in seinem Büro befunden hatte - nämlich wenn diese Tür geschlossen war -, bestätigte, dass er dann grundsätzlich in normaler Lautstärke sprach und seinem Gesprächspartner nicht mal direkt in die Augen sehen konnte.

In diesem Zusammenhang ereignete sich übrigens eine bezeichnende Szene, in der Herr Brech im Treppenhaus eine Mitarbeiterin anbrüllte, weil sie es angeblich nicht geregelt bekommen hatte, irgendwelche Blumenkübel auf die Büros umzuverteilen. Mit hochrotem Kopf schrie er sich buchstäblich die Seele aus dem Leib. Wohlgemerkt im Treppenhaus.

Neben wenigen Kollegen hielten sich auch zwei externe Besucher dort auf, was er zum Anlass nahm, noch hysterischer zu keifen, um die Unfähigkeit der Dame in aller Deutlichkeit zu unterstreichen.

Die Kollegen beobachteten peinlich berührt diesen Auftritt.

Doch erst recht die beiden Besucher.

Und die sich in deren Gesichtern widerspiegelnde Fassungslosigkeit galt eindeutig nicht der zurechtgewiesenen Dame. Das war offensichtlich.

Jeder halbwegs sensible Mensch hätte schon anhand der abschätzigen Blicke erkennen können, was die beiden Herren über Brech dachten.

Nur der für seinen Teil war ganz sicher, mit dieser One-Man-Show sämtliche Anwesenden zutiefst beeindruckt zu haben.

Die schwer Schuldbeladene gehörte übrigens zu denen, die das Unternehmen wenige Wochen später verlassen mussten.

Leider kann niemand in derartigen Fällen der Geschäftsleitung erzählen, wie der Vorfall auf die Außenstehenden gewirkt hat. Dafür trägt ein echter Brech mit Sicherheit schon Sorge.

Das Erschreckende daran ist, dass man für jegliches noch so peinliche Fehlverhalten eigentlich nur des besagten langen Armes bedarf, um dort durch eine entsprechend ausgeschmückte Geschichte Eindruck zu machen.

Und was das anbelangte, war Brech keine seiner *Performances* zu billig.

Das bewies er auf einer Konferenz, zu der jede Menge hochrangige Persönlichkeiten geladen worden waren.

In den Wochen vorher wurde auf Hochtouren gearbeitet, um dieses alljährliche Event gebührend mit Vor- und Beiträgen diverser Brech'scher Abteilungen zu begehen. Die Mitarbeiter nahmen unzählige Überstunden in Kauf, um Vorträge, statistische Berechnungen und Präsentationen auszuarbeiten.

Brech selbst benahm sich üblicherweise wie ein aufgescheuchtes Huhn. Aggressiv und hektisch forderte er alle Beteiligten auf, ihre Arbeiten rechtzeitig fertig zu stellen und dafür alles andere stehen und liegen zu lassen.

Bloß keine Pannen auf dieser für ihn erstmaligen und deshalb so wichtigen Veranstaltung!

Er selbst wollte sich auch mit einem Vortrag einbringen, verkündete das allerdings erst einen (!) Abend vor Veranstaltungsbeginn.

Und seltsamerweise beauftragte er mit dessen Fertigstellung ausgerechnet einen Mitarbeiter, der seines Erachtens völlig unfähig war.

Der wurde dann für morgens sieben Uhr am Veranstaltungstag ins Büro bestellt. Da Brech die vorherigen Wochen ja von früh bis spät vollauf damit beschäftigt gewesen war, seine Untergebenen bei der Fertigstellung der Beiträge zu überwachen, war für ihn selbst leider keine Zeit mehr verblieben. Weshalb er natürlich keine andere Wahl hatte, als seine eigenen geistigen Ergüsse drei Stunden, bevor es losgehen sollte, auf Papier bringen zu lassen.

Das muss man verstehen.

Der Mitarbeiter, der letztendlich sogar noch eine halbe Stunde eher, als gefordert, zum Dienst erschien, wurde von ihm mit ein paar handschriftlich beschriebenen Blättern ausgestattet. Die offensichtlich eiligst zusammengekritzelten Schmierblättchen enthielten unter anderem sinnige Abkürzungen wie zum Beispiel „int.". Dem Zusammenhang war nicht genau zu entnehmen, ob das nun „internal" oder „international" heißen sollte.

Gepasst hätte beides. So biegsam war der Text (vielleicht hätte Herr Brech ja auch einen guten Horoskop-Schreiber in der *Yellow Press* abgegeben ...).

Jedenfalls wies er den wackeren Mann ungeduldig an, daraus eine zehnseitige repräsentative Präsentation zu machen, diese ins Englische zu übersetzen und jeweils vierzig Mal zu kopieren. Und das bitte bis Mittag.

Und überhaupt. Wenn er Fragen habe, solle er gefälligst in den vorgesehenen Pausen auf dem Handy anrufen.

Der Mitarbeiter machte sich tapfer ans Werk und schrieb und übersetzte. Die Zeit raste. Und wie immer, wenn solche Arbeiten kurz vor Toresschluss erledigt werden, kam es zu einer unvorhergesehenen Panne.

Hier waren es Drucker-Patronen, die fehlten.

Hätte man bereits am Vortag von der Brech'schen Präsentation gewusst, wäre mit Sicherheit für ausreichend Arbeitsmaterial Sorge getragen worden. Nur der Unterstützung hilfsbereiter Kollegen war es zu verdanken, dass schnellstens ein anderer Drucker organisiert und das Schlimmste verhindert werden konnte.

Zu allem Übel hatte Brech dem „Unfähigen" auch noch ein Firmenlogo überlassen, das zwar unbedingt in die Präsentation eingearbeitet werden sollte, jedoch so viel Speicherkapazität beanspruchte, dass der PC des Mitarbeiters ständig abstürzte. Die IT-Abteilung musste sich in die Präsentation einklinken, prüfte das Logo und riet dann dringlichst davon ab, dieses zu verwenden, damit der PC nicht „explodiere".

Zufall oder Absicht?

Doch trotz aller Widrigkeiten und Probleme wurde die Präsentation kurz vor Mittag fertig und zum Veranstaltungsort gekarrt.

Aber es kam, was kommen musste.

Brech hielt am Nachmittag den Vortrag, stolperte selbstverständlich über das ausgeschriebene Kürzel, das internal anstatt international hätte heißen sollen – oder umgekehrt, so genau nahm man das nicht –, und fluchte und zeterte und drohte an, was er einige Wochen zuvor im stillen Kämmerlein bereits beschlossen und dem Mitarbeiter längst unter vier Augen mitgeteilt hatte. Nämlich dass er diesen schnellstmöglich feuern werde.

Nur dieses Mal unter achtzig Augen.

Der nachfolgende Auftritt war weitaus spektakulärer als die Blumentopf-Arie. So rief er in der nächsten Pause wutentbrannt den Unfähigen an. Sich natürlich dabei so positionierend, dass jeder andere Teilnehmer ebenfalls etwas von dem Gespräch hatte. Die telefonische Beschimpfung des Mitarbeiters ließ nichts zu wünschen übrig. Wiederholt außer Acht lassend, wie unangenehm berührt und verärgert die meisten Umstehenden darüber waren.

Wie immer war Brech das egal. Er hatte erst mal wieder eine Plattform zur Selbstdarstellung gefunden. Das Tagesziel war allein dadurch erreicht, dass sich die Geschäftsleitung, die natürlich auch zugegen war, erneut davon überzeugen konnte, auf welch professionelle Art er die Spreu vom Weizen trennte.

Selbst bei der Abendveranstaltung erheiterte Brech die Anwesenden noch mit netten Anekdoten über die schlampige Arbeitsweise des Mitarbeiters, der ihm ja schon lange unangenehm aufgefallen sei.

Die Person, um die es hier ging, war übrigens viele Jahre in dem Unternehmen tätig gewesen.

Für seinen bereits angekündigten Rauswurf hat er sich dahingehend gerächt, dass er erst einmal munter ausplauderte, dass Brechs Englischkenntnisse wohl nicht so erstklassig und verhandlungssicher waren, wie der sie selbst bei seinen neuen Untergebenen verkaufte.

Die sprachen leider nur wenig Englisch, was in dem von ihm übernommenen Geschäftsbereich allerdings auch kein Problem war.

Der Unfähige jedenfalls war der Einzige gewesen, der über eine fundierte sprachliche Ausbildung verfügte. Im Gegensatz zu Brech.

So erfuhr man hinter vorgehaltener Hand, dass Brech eigenartiger- oder sinnigerweise nie selbst einen englischen Brief diktiert hatte. Sämtliche in Englisch verfassten Schriftstücke, die in seinem Namen verschickt wurden, hatte er von ebendieser Person erstellen lassen. Er brauchte dann nur huldvoll zu nicken und „Gut gemacht!" zu sagen.

So hielt er es übrigens auch mit dessen Nachfolgerin, nachdem der Unfähige das Unternehmen verlassen hatte.

Doch unser selbstbewusster Pseudo-Amerikaner scheute sich nicht einmal, an den Arbeiten eines erstklassigen Übersetzungsbüros herumzumäkeln, das seit vielen Jahren erfolgreich für viele namhafte Großunternehmen arbeitete und fachlich qualifizierte sowie bilinguale Übersetzer unter Vertrag hatte. Dort saßen keine Leute, die mit nur geringen sprachlichen Vorkenntnissen ins Ausland gegangen waren und innerhalb eines Jahres ohne jedwede Schulung von Ausdruck und Grammatik irgendein Wischiwaschi-Englisch erlernt hatten.

Die Geschichte endete jedenfalls damit, dass Herr Brech irgendwann seine Leute anwies, auf keinen Fall mehr die Dienste dieses Büros in Anspruch zu nehmen.

Mangels Können, versteht sich.

Überhaupt. Dieses hochwichtige Herumkorrigieren an fremdsprachlichen Texten durch Vorgesetzte scheint sich wachsender Beliebtheit zu erfreuen. Ganz offensichtlich handelt es sich auch hierbei um eine äußerst effektive Form der Selbstinszenierung. Und ist bei einem Umfeld, das entweder nur wenig bzw. gar keine Fremdsprachen beherrscht, recht simpel anwendbar.

Aber in unserem hier beschriebenen Fall war das noch längst nicht alles. Schließlich hatte er eine Mission zu erfüllen. Und nachdem die Mitarbeiter ja bereits die eine oder andere Kostprobe seines Führungsstils hatten erleben dürfen, ging er ans Eingemachte.

Mit der „Brech"-Stange zum Erfolg.

Dabei wurde richtig deutlich, dass er nicht nur intelligent klingende Wortklaubereien aus Amerika mitgebracht, sondern noch viele andere nützliche Dinge gelernt hatte.

Nach wenigen Monaten demonstrierte dieser junge, extrem ehrgeizige Emporkömmling, wie er mit MitarbeiterInnen umzugehen pflegte, die seinem Arbeitstempo angeblich nicht gewachsen waren.

Zunächst wurden dazu seine Untergebenen untereinander übereinander ausgefragt.

Mit inquisitorischer Gründlichkeit.

Selbstverständlich immer hinter verschlossenen Türen. Ohne nennenswerte Zeugen.

Parallel dazu spie er jetzt ständig die abfälligsten Bemerkungen über irgendwelche Mitarbeiter aus. Sogar an seinem Vorgänger, den die Belegschaft mehr denn je vermisste, ließ er kein gutes Haar mehr und behauptete frech, dass er dessen schlampigen Führungsstil ausbaden müsse.

Von wegen Fairness und Höflichkeit!

Das Arbeitsklima unter Brechs Leitung hatte mittlerweile unerträgliche und nervtötende Formen angenommen und war entsprechend schlecht. Doch das Schlimmste für alle war, mit ansehen zu müssen, wie brutal dieses Milchgesicht teilweise deren Vorgesetzte behandelte.

Zu allem Übel herrschte untereinander ein tiefes gegenseitiges Misstrauen. Den werten Herrn Brech kümmerte auch das nicht. Der gehörte sowieso nicht zu *dem* Typ Führungskraft, der ein Miteinander innerhalb der Belegschaft bevorzugte.

Jedenfalls breitete sich zu der eh schon gereizten Stimmung auch noch eine subtile Unruhe aus. Warum, konnte niemand erklären. Nur fiel auf, dass ständig geheimnisvolle Besucher kamen und gingen, die weder zugeordnet werden konnten, noch wurde irgendein Sterbenswörtchen darüber verlautbart, um wen es sich im Einzelnen handelte. Kunden- oder Lieferantenbesuche konnten das nicht sein, daraus hätte man schließlich keinen Hehl machen müssen. Ganz davon abgesehen besuchen Lieferanten ihre Kunden eher selten ab zwanzig Uhr. Und schon gar nicht in dieser Branche.

Brech blieb niemandem eine Antwort auf die ungestellten Fragen schuldig.

Wieder einmal bewahrheitete sich, dass große Ereignisse ihre Schatten vorauswerfen.

Auf die geheimnisvollen Gespräche nämlich folgten alsbald zahlreiche Kündigungen. Nicht selten traf es hier Personen, die jeweils viele Jahre im Unternehmen tätig gewesen waren. Selbst langjährig beschäftigte Abteilungsleiter wurden durch Brechs Umstrukturierungsmaßnahmen aussortiert. Kurioserweise handelte es sich dabei vereinzelt um Betriebsangehörige, die nie einen Hehl daraus gemacht hatten, dass es mit Brechs fachlicher Kompetenz nicht ganz so weit her war, wie er sie selbst so gerne verkaufte.

Wer hat nicht selbst schon mal erlebt, dass es bei Kündigungen durch neue Vorgesetzte ausgerechnet diejenigen erwischt, die aufgrund ihrer langjährigen Betriebszugehörigkeit über ein erhebliches Fachwissen verfügen, das derartige Neuzugänge logischerweise noch gar nicht haben können. Solche Fälle werden zumeist damit begründet, dass ein frischer Wind ins Unternehmen kommen müsse.

Eine Tatsache, die wohl jeder einsieht. Aber so?

Wie viel könnte solch ein Neuzugang von diesen „alten Hüten" noch lernen!

Deswegen ist es für uns gewöhnliche Sterbliche auch nur schwer nachvollziehbar, dass man sich lieber Leuten wie des Herrn Brech bedient, die ihre frisch erworbenen Befugnisse in erster Linie dahingehend nutzen, Angst und Schrecken unter der gesamten Belegschaft zu verbreiten. Und zwar so, dass es, wie in diesem Fall, selbst dem hartgesottensten „Chef-Witze-Lacher" die Tränen in die Augen trieb.

Natürlich war nicht jeder von diesen Sanktionen betroffen. Brech ließ noch genügend gutes Personal am Leben. Äußerst fähige Leute, die allerdings vornehmlich im Hintergrund das Rad am Laufen hielten. Und zwar ohne groß aufzufallen oder gar laut aufzumucken.

Die freigeschaufelten Arbeitsplätze wurden durch neue, von Herrn Brech höchstpersönlich ausgewählte Mitarbeiter besetzt. Vereinzelt durch ehemalige Kollegen von ihm, die er aus seinem früheren Berufsleben kannte. Allesamt geeint durch die Tatsache, dass sie eben neuer und dadurch fürs Erste noch unwissender als er selbst waren. Mutmaßlich verbunden mit tiefster Dankbarkeit für den Job, den Herr Brech ihnen jeweils verschafft hatte.

Wieder ein paar Freunde mehr im Leben.

Er war nicht jedem gegenüber dreist und rotzig. Und wer sich so viele Feinde schafft, der hat den einen oder anderen guten Kumpel sicherlich bitter nötig. Fest steht allerdings: Wer einen Brech zum Freund hat, der braucht keine Feinde mehr.

„Ich bin hart, aber fair."

Jedes Stuhlbein, an dem er erfolgreich herumgesäbelt hatte, bedachte er ständig und in seiner unberechenbaren Art mit diesen geistvollen Worten. Es war offensichtlich: Jede Leiche, die seinen beruflichen Werdegang pflasterte, erfüllte ihn mit Stolz.

In manchen Fällen bewies er sogar ein gewisses Quäntchen Humor.

Ja, er konnte dann richtig laut lachen. Ha, ha!

Vorzugsweise über seine eigenen Witze. Hi, hi!

Und die selbstverständlich auf Kosten der durch ihn Gefeuerten. Ho, ho!

Hysterisch lachend raste er oftmals durch sämtliche Abteilungen des Unternehmens, um voller Gehässigkeit Geschichten über die von ihm entlassenen Mitarbeiter zu verbreiten, die wohl unterstreichen sollten, wie schlecht diese gearbeitet hatten.

Auf der anderen Seite lief er in puncto Freundlichkeit regelmäßig zur Höchstform auf. Und zwar bei all denen, die ihm in irgendeiner Weise zur Aufpolierung seines Images nützlich sein konnten. Entweder durch deren eigene Position oder einfach durch unschlagbare Verbindungen, die regelmäßig dafür sorgten, dass eine passende Meinung über ihn an jeweils passender Stelle entstand.

Der Pisspott, der mit aller Macht zum Milchpott werden will, in Reinstform.

Sie fragen sich in diesem Zusammenhang vielleicht, was der Betriebsrat denn zu alldem wohl gesagt haben mag.

Na, was wohl?

Nichts! Der fand Herrn Brech nämlich toll. Vom ersten Moment an.

Gleich nachdem er ins Unternehmen eingetreten war, hatte sich dieser vielbeschäftigte Mann doch tatsächlich herabgelassen, noch zu später Stunde mit dem Betriebsrat zusammen ein Bierchen zu trinken.

„Ein klasse Kumpel, trotz seiner Position", „Hart, aber fair", so die seither einhellige Meinung im kompletten Betriebsrat. Wenn der Mann derartige Personalentscheidungen trifft, wird das schon richtig sein.

Und damit konnte Herr Brech vor der Geschäftsleitung ungehindert so tun, als habe er das Rad neu erfunden bzw. als sei er der Nabel der Welt.

In Wahrheit jedoch war aus einer ehemals guten Zusammenarbeit ein kaum noch funktionierendes Durcheinander geworden.

Das reinste Irrenhaus.

Mit Herrn Brech als Wärter.

Jeder hat seine eigenen Wege, sich seine Daseinsberechtigung zu schaffen. Bei Menschen wie ihm liegt diese sicherlich in erster Linie darin, dass er die Chefetage davon überzeugen kann, wie unumgänglich die von ihm eingeleiteten Umstrukturierungsmaßnahmen doch seien. Und wie schlecht der „Laden" zukünftig ohne diese gelaufen wäre.

Brech - Mittel zum Zweck. Der reinste Segen fürs Unternehmen. Ultimativer Heilsbringer und Fleisch gewordener Sechser im Lotto (mit Zusatzzahl, versteht sich).

Was sich wirklich dahinter verbirgt, kann der Geschäftsleitung niemand erzählen. Wie extrem sich das Arbeitsklima bei solchen Experten verschlechtert, auch nicht. Das weiß so einer schon zu verhindern. Und durch eine gewisse Nähe dahin ist das völlig unproblematisch.

Eine von Herrn Brechs geistreichen „Glückskeks-Philosophien" lautete nämlich: „Wer seinen Job behalten

möchte, muss sich immer in der Nähe seines Brötchengebers aufhalten." Und von jeher hatte er diese Theorie eifrigst in die Praxis umgesetzt. Sooft es ging, ließ er sich zu
diesem Zweck über das zuständige Vorzimmer Termine
geben.

Was so einer bei derartigen Zusammenkünften über die
Mitarbeiter von sich gibt, liegt völlig außerhalb des Beein-
flussbaren.

Übrigens.

Unmittelbar nach seiner Arbeitsaufnahme hatte er sich
als Erstes den Geburtstag der Geschäftsleitungssekretärin
in seinen Kalender eintragen lassen, um sie an ihrem Ehrentage mit einem überdimensional großen Blumenstrauß
zu beglücken.

Ganz klar!

Eine weitere Stärke seinerseits lag zweifellos darin, nach
kürzester Zeit ausmachen zu können, welche Freunde man
braucht und wo man sie findet.

Alles in allem. Was unterm Strich – das heißt: zahlen-
mäßig – durch die Heimsuchung eines Herrn Brech herauskommt, wissen wir nicht und wollen es auch gar nicht
wissen.

Es bedarf keines betriebswirtschaftlichen Studiums, um
die Kosten zu erahnen, die entstehen, wenn sich zwei Mitarbeiter tagelang mit nichts anderem beschäftigen dürfen
als mit der Ausstattung eines neuen Firmen-PKW. Oder
wenn jemand mit einem mutmaßlichen sechsstelligen Jah-
resgehalt den Satzbau der von ihm diktierten Briefe vier-
bis zehnmal ändert, damit sie bei den eigenen Vorgesetzen
durch die Zensur kommen. Durchschnittlicher Menschen-
verstand und zehn Finger reichen dafür vollkommen aus.

Man sollte in dem hier geschilderten Fall nicht vergessen
und auf ganzer Linie anerkennen, dass es sich bei besagtem
Unternehmen um einen erstklassigen Arbeitgeber handelte,

dessen Arbeitsplätze durchweg mit zufriedenen und glücklichen Menschen besetzt waren.

Zumindest bis zu dem Tage, an dem Herr Brech aufkreuzte und daraus das reinste Minenfeld für Jasager machte.

Dessen dreistes Verhalten lediglich dazu führte, dass unter seiner Leitung mehr Gegeneinander als Miteinander herrschte. Dass kaum einer der ihm Unterstellten mehr gern zur Arbeit ging. Und vor allen Dingen, dass ihn niemand für voll nahm. Trotz seiner drastischen Umstrukturierungsmaßnahmen.

Jeder Vorgesetzte eines echten Brechs sollte von selbst einsehen, dass bei der kontinuierlichen Demotivierung von Mitarbeitern, die entweder am eigenen Leib oder bei liebgewonnenen Kollegen erleben müssen, wie diese mit System schikaniert und tyrannisiert werden, eine entsprechende Produktivitätssteigerung nur gleich null sein kann.

Denn: Nur ein zufriedener Mitarbeiter ist ein guter Mitarbeiter!

Zugegeben, nicht alles was aus Amerika zu uns herüberschwappt ist zwangsläufig schlecht. Ich selbst hatte vor einigen Jahren einen Vorgesetzten, der kurzzeitig in den USA tätig gewesen war. Ein ausgesprochen kompetenter Mann mit Charisma und erstklassigen Manieren. Vorzüge, mit denen allerdings Konsorten wie Brech nicht gerade reich gesegnet sind.

Der hat denn auch irgendwann in ein anderes, branchenfremdes Unternehmen gewechselt. Natürlich nicht, ohne seine obligatorische Blutspur beim letzten Arbeitgeber hinterlassen zu haben.

Und wie sollte es anders sein? Es gab tatsächlich einige wenige, die ihn vermissten.

Genau wie damals. Damals in Amerika.

Diesen feinen Kerl. So international. So multikulturell. Und so unkompliziert.

Hart, aber fair.

Ein Großteil der zurückgelassenen Mitarbeiter atmete allerdings erleichtert auf.

Und das waren auch die, die ihm immer noch wünschen: „*Brech, go to hell* ...“

Frau Schmach – die Frustrierte

Besser den Spatz in der Hand als die Taube auf dem Dach

Vorgesetzte, ob männlich oder weiblich, die im Arbeitsalltag ihnen unterstellten MitarbeiterInnen mindestens ein Mal täglich das Leben zur Hölle machen, tun das sicherlich nicht nur, weil sie ein bisschen wirr im Kopf sind oder ihre Karriere vorantreiben wollen.

Dieses Kapitel gilt einer Dame, die mutmaßlich durch ein Privatleben, das eigentlich keines war, einem lieben Kollegen *dessen* berufliches Vorankommen nach allen Regeln der Kunst auf ewig versaut hat. Den nennen wir mal Daniel – Blitzableiter und Prügelknabe besagter Dame, der ich den wohlklingenden Namen Frau Schmach gegeben habe.

Frau Schmach leitete eine kleine Abteilung. Eine Tatsache, die sie sicherlich unter anderem ihrem donnernden und lauten, manchmal sogar dreisten Auftreten zu verdanken hatte. Wenn die schmalen Fußes durch den Flur hastete, galt es eilends zur Seite zu springen. Entfernt erinnerte sie dabei an eine rasend schnell rotierende Dampfwalze.

Der Fairness halber muss angemerkt werden, dass sie schon Ahnung von der Materie hatte, für die sie zuständig war.

Doch so herausragend, wie sie sich bei ihrem Vorgesetzten verkaufen konnte, war sie nun auch wieder nicht.

Zu denen gehörend, die ihre Arbeitsleistung in erster Linie über lange Arbeitszeiten definieren, war sie zu ihrem Glück einem Chef unterstellt, dem die Überstunden seiner Mitarbeiter regelmäßig wohlige Schauer über den Rücken rieseln ließen.

Demzufolge sprach der von ihr stets voll des Lobes und tiefster Hochachtung.

Bedingt mochte das ja berechtigt sein.

Aber der hatte auch nie live erlebt, wie sie in aller Seelenruhe im Internet umhersurfte, weil sie unbedingt eine neue Couch-Garnitur ersteigern wollte. Und das während ihre Abteilung vor lauter Stress kurz vorm Absaufen stand.

Oder wie sie während der Arbeitszeit schon mal die eine oder andere geschäftliche Angelegenheit für die kleine Firma ihrer Schwester erledigte. Praktischerweise arbeitete die in einer artverwandten Branche.

Auf keinen Fall aber hätte der von ihren unzähligen Telefonaten mit einem Mann wissen dürfen, dessen Arbeitgeber wiederum ein guter Kunde von Schmachs Arbeitgeber war. Und die nicht selten stattfanden, obwohl sie inhaltlich keineswegs zum Tagesgeschäft gehörten.

Ihr Vorgesetzter sah nicht einmal, dass ein erhöhter Gesprächsbedarf mit diesem Kunden ausgerechnet immer erst in den Abendstunden entstand. Nämlich dann, wenn die meisten ihrer eigenen Untergebenen längst zu Hause waren.

Doch dazu später mehr.

Frau Schmach machte laut eigener Aussage nie einen Fehler. Wenn sie eines solchen doch mal überführt wurde, unterzog sie den zunächst einer gründlichen Prüfung.

Von links nach rechts, von oben nach unten. Lang und breit.

Das kann natürlich sehr zeitintensiv sein. Machte aber nichts, da sie nach erfolgter Prüfung jedes Mal zu dem Schluss kam, dass das entstandene Missgeschick keinesfalls ihr anzulasten sei.

Dazu zu stehen und den Fehler selbst ohne Murren wieder zu beheben, gehört nicht unbedingt zu den Stärken solcher Strategen. Da wird die Zeit lieber mit der Suche nach einer Person verdaddelt, die darin irgendwie involviert gewesen sein muss.

Schuld sind eh immer die anderen.

Völlig egal, ob sie eine Kundennummer verkehrt angelegt hatte, was zur Folge hatte, dass letztendlich eine falsche Rechnung ausgedruckt wurde, oder aber ein Fehler bei der Eingabe eines Angebotes entstanden war. Eindeutig: Der Trottel war derjenige, der solch eine Rechnung oder solch ein Angebot rausschickte.

Was sie gar nicht leiden konnte, war, gedrängelt zu werden. Sobald jemand ganz dringend eine Info von ihr benötigte, um seine eigene Arbeit erledigen zu können, dauerte die Herausgabe dieser Info schon mal etwas länger. Im Klartext hieß das: Je mehr man sie bedrängte, desto ungehaltener wurde sie. Wer ganz großes Pech hatte, der wartete dann mal eben drei Tage.

Im Großen und Ganzen war Frau Schmach allerdings eine ehrliche Haut. So machte sie auch keinen Hehl daraus, dass sie kaum ein Privatleben hatte. Wenn überhaupt ein bisschen davon existierte, muss es so dürftig gewesen sein, dass sie es praktischerweise gleich in der Firma auslebte.

Sie hatte zu Hause niemanden, der auf sie wartete. Zudem unterhielt sie außerhalb der Unternehmensmauern laut eigener Aussage kaum Freundschaften.

Eine Tatsache, die einen schon leicht verwunderte. War sie doch weder ungesellig noch auf den Mund gefallen. Zudem auffallend attraktiv. Außerdem ließ sie ihre direkte und offene Art, die Dinge beim Namen zu nennen, auf eine ureigene Weise sogar recht sympathisch rüberkommen. Manchmal jedenfalls.

Aber gerade weil sie so direkt und offen war, erfuhr man recht schnell, welch kümmerliches Dasein sie eigentlich fristete. Demnach hatte Frau Schmach ganz offensichtlich ihr Berufs- untrennbar mit dem Privatleben verbunden.

Nur war hier nicht mehr zu erkennen, wo denn das eine anfing und das andere aufhörte.

Hauptsache, der Arbeitsplatz war allgegenwärtig. Egal ob räumlich, gedanklich oder irgendwie sonst.

Bei Leuten wie ihr scheint ein derartig unglückseliges Dasein allerdings häufig dazu zu führen, dass es sich negativ auf den einen Bereich auswirkt, sobald es in dem anderen nicht läuft.

Vielleicht ist das ja der Grund, weshalb so mancher Kollege oder Vorgesetzte im Job so richtig die „Sau rauslässt", während er privat zwar der „Herr im Hause" ist, doch dessen Ehefrau uneingeschränkt das Sagen hat.

Jedenfalls trug ihr privates Berufsleben oder berufliches Privatleben, wie auch immer, wahrscheinlich nicht ganz unerheblich zu den Schikanen bei, denen der Kollege Daniel tagtäglich durch sie ausgesetzt war.

Und zwar vom ersten (Arbeits-)Tage an.

Die Auswirkungen waren entsprechend übel.

Bei Daniel handelte es sich um einen äußerst liebenswerten Mittdreißiger. Zurückhaltend und unaufdringlich.

Als normal gesteuertes menschliches Wesen schloss man ihn schon aufgrund dieser Tatsache schnell ins Herz.

Vielleicht kam er ein bisschen zu schüchtern daher. Das allerdings, ohne muffelig zu wirken.

Zugegeben, er war keiner dieser klassischen Frauentypen, bei denen sich die weibliche Belegschaft gierig die Klamotten vom Leibe reißen möchte.

Nein. Bedingt durch einen eher hundekuchenguten Charakter, gehörte er zu den wenigen männlichen Wesen, bei denen sich Frau hemmungslos und stundenlang bei einem Glas Rotwein ihre Probleme von der Seele weinen konnte. Höflich und hilfsbereit, jemand, der sich für andere einsetzte und den es selbst traurig machte, wenn andere traurig waren.

Ein sensibler und kluger Gesprächspartner, dem es nie in den Sinn gekommen wäre, unangenehm aufzufallen.

Leider ließ seine leicht nach vorn gebeugte Körperhaltung allzu offensichtliche Rückschlüsse über sein persönliches bzw. seelisches Defensiv-System zu. Die klassische „Bitte-schlag-mich-nicht-Haltung". Und damit oftmals ein gefundenes Fressen für viele in diesem Buch beschriebene Typen.

Doch erst recht für Menschen wie Frau Schmach. Menschen, bei denen sich aufgrund ihrer persönlichen Situation so viel Frust aufgestaut haben muss, dass sie mit Vorliebe auf Kollegen oder Untergebene zurückgreifen, um nicht daran zu ersticken.

Zudem war Daniel von Schmachs Vorgesetztem – das war der, der so viel von ihr hielt und fest davon überzeugt war, ohne sie liefe gar nichts – auserwählt und zur Unterstützung in deren Abteilung gesteckt worden.

Ohne dass man sie groß dazu befragt bzw. am Auswahlverfahren beteiligt hatte. Für einen lieben, hilflosen Kerl wie Daniel fast schon ein berufliches Todesurteil.

Denn gerade Neu-Einstellungen von Mitarbeitern für ihre Abteilung, zu denen sie ihren Senf nicht hatte hinzugeben dürfen, waren ihr prinzipiell ein Dorn im Auge.

Und so war Daniel mal gerade vier Tage unter Frau Schmachs Fittichen, als der Ärger auch schon losging.

Zunächst beschwerte sie sich darüber, dass er mit der installierten Software nicht klarkomme. Eine Software übrigens, die eigens und ausschließlich für dieses Unternehmen entwickelt worden war.

Das eine Mal nörgelte sie über seine angeblich allgemeine Begriffsstutzigkeit, ein anderes Mal regte sie sich über seine ach so lahmarschige Arbeitsweise auf.

Er könne sich Namen von Kunden nicht merken, habe Probleme, gewisse Geschäftsabläufe zu verinnerlichen, und, und, und. Das wohlgemerkt in den ersten vier Tagen.

Dem kollegialen Umfeld war klar, daraus konnte nichts werden.

Nach zwei weiteren Wochen ließ die Vorgesetzte Schmach dann auch im restlichen Unternehmen verbreiten, wie doof der Daniel doch sei.

Eine Ansicht, die allerdings niemand recht mit ihr teilen konnte und wollte. Im Gegenteil.

Wenn auch etwas still, so war er keineswegs ein Dummer und lahm war er auch nicht. Da waren sich alle einig. Er war halt erst zwei Wochen an einem neuen Arbeitsplatz.

Frau Schmach hingegen konnte mit ihrer Kritik nicht mehr aufhören. Wie besessen wurde der arme Kerl schlechtgemacht und attackiert. Mit Vorliebe in Gegenwart Dritter.

Ganz davon abgesehen muss Daniels Einarbeitung nach der klassischen „Wie-lässt-man-neue-Kollegen-am-besten-Abkacken?"-Methode erfolgt sein.

Diese funktioniert am effektivsten, indem man sich zwischen Tür und Angel mal eben neben den Einzuarbeitenden setzt und ihm lautstark und in Windeseile all das, was er sinnigerweise nur peu à peu erlernen sollte, ins Ohr brüllt.

Art und Weise der Bearbeitung, Hintergründe, relevante Namen, Zahlen. Eben alles, was für die vernünftige Übertragung einer neuen Aufgabe von Relevanz ist.

Verpackt in maximal drei Sätze.

Hauptsache schnell und Hauptsache, man hat nichts vergessen zu erwähnen.

Dann schickt man den Einzuarbeitenden an die Arbeit, reibt sich heimlich die Hände, lehnt sich entspannt zurück und wartet getrost ab.

Sobald er in irgendeiner Weise strauchelt und die ersten Fragen aufkommen, weil er a) das Erklärte aufgrund der Kürze der Zeit noch nicht komplett verinnerlichen konnte, und weil b) gewisse Zusammenhänge erst durch längere und praktische Anwendung deutlich werden, scheißt man ihn kräftig zusammen und hält ihm vor, er sei total schusselig oder gar völlig verblödet.

Es ist ja nicht mal gelogen, wenn man dann noch behauptet, das doch schließlich erklärt zu haben. Begleitet von einem betont genervten Augen-Verdrehen und schön von oben herab.

Als Krönung des Ganzen wirft man dem Neuzugang an den Kopf, die Qualität (!) seiner Fragen sei schlichtweg eine Katastrophe.

Wie oft erlebt man eine derartig dreiste Einarbeitungsweise für neue Kollegen, die sich wachsender Beliebtheit zu erfreuen scheint.

Zumeist praktiziert von völlig betriebsblinden Mitarbeitern, die in ihrem Berufsleben zwanzig Jahre lang tagaus, tagein dasselbe gemacht haben. Vorzugsweise angewendet bei Leuten, die man auf dem schnellsten Wege wieder loswerden möchte.

Überhaupt. Es ist schon interessant, wie viel Energie und Arbeitszeit häufig vergeudet wird, nur um zu beweisen, wie schlecht irgendwelche Kollegen oder Untergebene arbeiten.

Doch zurück zu Daniel.

Nebst seiner angeblich so drittklassigen Arbeitsweise wurde durch Frau Schmach jetzt zunehmend auch sein Äußeres bemängelt. Ihre Verbalattacken wurden immer aggressiver und zielten mehr und mehr unterhalb die Gürtellinie.

Seine Klamotten säßen schlecht, er röche muffig und überhaupt könnte er sich schließlich mal die Haare waschen. Und aus dem Hals stänke er auch. Wie ein Schutzmann aus dem Hintern, so Schmach.

Nichts davon stimmte.

Das kollegiale Umfeld war über diese Behandlung sehr empört. Vor allem, weil es sich hier um einen fachlich sehr guten Mitarbeiter und gleichzeitig lieben und hilfsbereiten Kollegen handelte.

Doch sosehr sich der eine oder andere abstrampelte, um dessen Schicksal zu mildern, es brachte nichts. Das eine Mal gerieten sie dabei mit einem Vorgesetzten aneinander, der sich selbst allzu gerne in das Gemobbe gegen irgendwelche Untergebenen einklinkte.

Ein anderes Mal stießen sie auf einen Chef, der sich aufgrund akuten Zeitmangels weder in das Geschehen einmischen konnte noch wollte. Und das trotz der Tatsache, dass er sogar ein bekennender Fan von Daniel war.

Was hatte ein von außen kommender Kollege bloß verbrochen, dass er derartig schikaniert wurde?

Die korrekte Antwort lautet: nichts.

Das Problem lag mit Sicherheit auch nicht bei ihm. Sondern bei einem Mann namens Timo. Dem Manne, der Frau Schmachs kümmerliches Dasein seit ungefähr zwei Jahren regelmäßig aus den Fugen geraten ließ.

Die beiden hatten sich durch täglich mehrfach anfallende Telefonate über ihre jeweiligen Arbeitgeber kennen gelernt.

Wie das immer geht, so ging es auch bei den beiden. Man war sich sympathisch und je öfter man miteinander telefonierte, desto vertrauter wurde dem einen die Stimme des anderen.

Laut der mitteilsamen Frau Schmach war das in etwa ein halbes Jahr so gegangen und man verabredete sich zum ersten Date. Trotz ihrer Attraktivität und ihres selbstbewussten Auftretens hatte sie fürchterliche Angst vor diesem

Treffen gehabt. Nach längerem Überlegen muss sie sich aber kräftig zusammengerissen haben und ist letztendlich hingegangen.

Belohnt wurde ihre Courage mit einer tollen Nacht.

Einer Nacht, die sich zwar nie wiederholt, jedoch einen bleibenden Eindruck hinterlassen hatte.

Zumindest bei ihr.

Persönlich getroffen haben sich die beiden danach nicht mehr.

Man hielt aber weiterhin sexuellen Kontakt.

Allerdings nur noch auf rein telefonischer Basis.

Also wurden neben den üblichen berufsbedingten fortan auch spätabends ganz private Gespräche geführt. Hier und da aufgepeppt mit einer scharfen E-Mail. Angereichert mit der einen oder anderen prickelnden SMS.

Frau Schmach störte diese Fern(-sprech)-Beziehung vorerst nicht. Sie gab unumwunden zu, sich unsterblich in Timo verliebt zu haben. Ihr sei der Spatz in der Hand lieber als die Taube auf dem Dach. Was im übertragenen Sinne wohl bedeutete: Lieber einen Timo abends am Firmentelefon als ohne jedwede Befriedigung ins heimische Bett.

Der wiederum schien kräftig daran zu arbeiten, dass alles blieb, wie es war. Dazu gehörte auch, all ihre Versuche, sich noch einmal persönlich zu treffen, mit Vehemenz abzublocken.

Timo, der sich ihr gegenüber stets sehr sparsam über sein eigenes Privatleben ausgelassen haben muss, hatte angeblich aus beruflichen Gründen keine Zeit oder gab an, er müsse sich in seiner Freizeit um seine schwer hinfällige Großmutter kümmern.

Eine durchaus nachvollziehbare und lobenswerte Begründung.

Doch leider hatte der äußerst mitteilsame Kolleginnen, die ebenfalls regelmäßig geschäftlichen Kontakt zu Frau

Schmach hielten und bei diesen Gelegenheiten nur allzu gerne das eine oder andere persönliche Detail aus dessen Dasein preisgaben.

So sickerte dann auch durch, dass er eine feste Freundin hatte und es sich bei seiner Großmutter um eine sehr rüstige Dame handelte, die sich bester Gesundheit erfreute.

Von wegen klapprige Omi.

Frau Schmach, die ihn flugs darauf angesprochen haben muss, erfuhr von ihm lediglich, dass es sich bei besagter Freundin um eine eher „oberflächliche Liaison" handele. Und der Oma gehe es schon viel besser. Da müsse sie was falsch verstanden haben. Für ein Treffen fehle ihm aber aus beruflichen Gründen dennoch die Zeit.

Jedes Mal, wenn sie zu sehr darunter litt und aufgeben wollte, fand er stets die richtigen Worte, um sie ihre Absicht vergessen zu lassen.

Immerhin hatte er mit dieser eigentümlichen Verbindung viele, viele Euros gespart, da er fortan auf die Nutzung teurer Nullhundertneunziger-Nummern verzichten konnte.

Und sie schien für die halbherzige Liebelei, die augenscheinlich in der Hauptsache von ihr ausging, einen Blitzableiter im Job bitter nötig zu haben.

Dafür gab es jetzt Daniel.

An Daniel konnte man nicht nur seinen Frust ausleben, sondern sich auch nach allen Regeln der Kunst profilieren. Und zwar so, dass es jeder mitbekam.

Auch Timo. Denn den galt es tagtäglich unbedingt zu beeindrucken. Egal wie.

Schmachs kollegiales Umfeld schüttelte genervt darüber den Kopf, wenn sie sich regelmäßig bei dem über Daniels Unfähigkeit am Telefon ausjammerte.

Natürlich alles während der Arbeitszeit und auf Kosten der Firma.

Die Abteilungsleiterin genoss die Nummer der leidgeprüften Vorgesetzten in vollen Zügen. Dabei war ihr schlichtweg egal, ob der mittlerweile stark verängstigte Daniel gerade in der Nähe war oder nicht.

Nun unterlag die Beziehung zwischen Timo und Frau Schmach den klassischen Hochs und Tiefs, denen jede Beziehung mal in irgendeiner Form ausgesetzt ist.

Leider war nur zu offensichtlich: Je tiefer das Tief, desto ärger die Schikanen, denen Daniel hilflos ausgeliefert war.

Von den brutalen Verbal-Attacken, die er dann zu ertragen hatte, mal ganz abgesehen, beinhaltete das auch seine Dienstzeiten, die nachweislich die schlechtesten waren.

Von den in der Abteilung notwendigen Schichten deckte er die übelste ab. Nämlich die von früh nachmittags bis spätabends. Je nach Arbeitsanfall.

„Das kann der machen, der hat ja eh niemanden, der auf ihn wartet", so Frau Schmachs eisiger Kommentar zu dieser Thematik. Was musste der arme Kerl betteln, wenn er aus unabänderlichen Gründen mal seinen Dienst tauschen oder einen freien Tag haben wollte. Obwohl das selten genug vorkam.

Die Kollegen wollten diese zeitlich äußerst ungünstige Schicht nicht übernehmen und Schmach sah in einer derartigen Bitte lediglich eine weitere Möglichkeit, ihre Macht auszuspielen.

Wie oft musste Daniel die wenigen persönlichen Termine, die er nur in den Nachmittag hatte legen können, kurzfristig absagen. Selbst wenn es sich dabei um wichtige Arztbesuche handelte, die er einige Wochen zuvor festgemacht und für die er sich selbstverständlich vorab das Okay seiner Vorgesetzten eingeholt hatte. Ganz offensichtlich bereitete es ihr eine diebische Freude, solche kurz vor knapp zu kippen.

Ob sie in diesem Punkt Gnade walten ließ oder nicht, hing in erster Linie von ihrer persönlichen Tagesform ab.

Und wovon diese abhing, war mittlerweile hinlänglich bekannt.

Jedenfalls ergab sich Daniel dann auch regelmäßig und pflichtschuldigst seinem Schicksal. Ob aus Angst oder der ihm angeborenen Gutmütigkeit, konnte man nicht genau sagen.

Vielleicht führte beides dazu, dass er oftmals mit trauriger Miene tat, wie ihm geheißen, wenn Schmach ihn so kurzfristig wie möglich zu Hause anrief, um ihm in barschem Ton mitzuteilen, dass er seinen privaten Termin verlegen und gefälligst zur Arbeit kommen solle, da die Abteilung vor lauter Stress kurz vorm Zusammenbruch stehe.

Das allerdings war schon wieder recht merkwürdig.

Ließ sie doch nicht die kleinste Gelegenheit aus, Daniel als hoffnungslose, nichtsnutzige Niete darzustellen. Wie bekloppt erzählte sie überall herum, dass er von morgens bis abends kontrolliert und in den Arsch (Originalton Schmach) getreten werden müsse. Dass alles, aber auch wirklich alles, was er mache, grundsätzlich falsch sei.

Ist es denn nicht eher so, dass jemand, der absolut nichts richtig macht, der nichts kann und doof ist wie ein solides Stück Holz, höchstens noch mehr Arbeit verursacht?

Ist es nicht besser, auf diese Leute gänzlich zu verzichten, da bei viel Arbeit keine Zeit bleibt, andere zu kontrollieren und deren Fehler auszubessern? Oder handelte es sich hier einfach um eine Ausweitung ihrer Tyranneien?

Jedenfalls muss Daniel hier und da doch zu etwas nutze gewesen sein, denn solch ein Fall trat nicht gerade selten auf.

Frau Schmach dankte ihm regelmäßig, indem sie weiterhin zu ihrem Chef rannte, um sich lautstark über Daniels grausige Unfähigkeit auszulassen.

Obwohl der Vorgesetzte nach wie vor viel von ihr hielt, ging er in keiner Weise auf das Gemecker ein. Schließlich hatte der ihn eingestellt und sah auch, was alle anderen sahen. Nämlich, dass Daniel ein fleißiger und keineswegs unfähiger Geselle war.

Vielleicht hätte er dessen Arbeitsleben etwas erträglicher gestalten können. Und zwar mit einem kräftigen Tritt in Schmachs Hintern.

Doch wie viel Übles auf der Welt geschieht nun mal, weil sich niemand einmischt? Weil sich der Mensch damit rausredet, dass ihn das alles nichts anginge.

Das Dasein für Typen wie Daniel könnte hier und da sicherlich um einiges leichter sein, wenn Vorgesetzte von Vorgesetzten wie unserer hier beschriebenen „Freundin" ein einziges Mal mit der Faust auf den Tisch hauten.

Ist es reine Bequemlichkeit, Blindheit oder einfach nur Ignoranz, in solchen Fällen nicht einzugreifen?

Ein Großteil aller Verantwortlichen geht nicht selten den Weg des geringsten Widerstandes.

Warum sich auf unbequeme Diskussionen mit Untergebenen einlassen? Sollen die doch ihre Differenzen unter sich ausmachen!

Dabei wird grundsätzlich vergessen, dass in derartigen Fällen einer schon positionsmäßig unterlegen ist, weil er keinen langen Arm hat. Und wer diese Situation kennt, weiß, dass solche Machtspiele zumeist im Rauswurf des Unterlegenen gipfeln.

Auch diese unsägliche Geschichte endete auf ähnliche Art.

Der Tag, an dem Daniel mehr oder weniger freiwillig das Weite suchte, war kein guter.

Weder für ihn noch für Frau Schmach.

Letztgenannte hatte nämlich anlässlich eines ihrer Tratsch-Telefonate (der sexlosen) mit einer von Timos Kolleginnen erfahren, dass der bereits zwei Wochen zuvor mit seiner „oberflächlichen Liaison" eine gemeinsame Wohnung bezogen hatte.

Auweia.

Welch desaströse Mitteilung.

Und das früh am Morgen. Noch bevor der erste Kaffee runter war.

Wie sich jeder denken kann, war sie völlig außer sich. Hatte sie doch in ihrem kollegialen Umfeld nie einen Hehl aus ihren Plänen bezüglich einer gemeinsamen Zukunft mit Timo gemacht. Diese beinhalteten vornehmlich ein räumliches Aufeinanderzugehen. Was mit Timos eigenen Plänen offensichtlich nicht das Geringste zu tun hatte. Ganz davon abgesehen, war man sich seit besagter Nacht sowieso nie wieder begegnet.

Doch die glücklos Verliebte war fest davon überzeugt, dass sie ihren Telefonsex-Partner über kurz oder lang so weit gehabt hätte, sich wieder einmal mit ihr zu treffen.

Irgendwie muss die sich ausgemalt haben, dass er ihr bei diesem imaginären Date seine innige Liebe gestehen, einen Heiratsantrag machen und sie in ein eigens für sie und ihn ausgebautes Liebesnest entführen würde. Da hätte man dann die zweite tolle Nacht innerhalb von zwei Jahren verbracht.

Na dann!

Frau Schmachs mutmaßliche Träume zerplatzten wie eine Seifenblase. Mit einem einzigen bösen Telefonat. Wo sie doch so viele andere, gute gehabt hatte, die erst dazu geführt hatten, dass es diese Träume gab.

Sie war außer sich vor Traurigkeit und Wut. Dazu befragt hat sie Timo nie. So tief wollte sie denn doch nicht sinken.

Den ganzen Vormittag rannte sie mit verheulten Augen umher.

An ihrem Schreibtisch sitzen wollte sie nicht.

Arbeiten auch nicht.

Die informierten Kollegen taten, was sie konnten, um ihr Elend zu mildern. Man nahm sie in den Arm, kochte Tee für sie und ging sogar mit ihr zusammen auf die Toilette.

Um Schlimmeres zu verhindern, versteht sich. Doch die war nicht zu beruhigen.

So ging das bis mittags.

Dann kam Daniel. Der hatte, nichts Böses ahnend, noch eine selbst gemachte Lasagne für seine Kollegen mitgebracht.

Ein Anlass, zu dem auch die gramgebeugte Abteilungsleiterin endlich wieder ihren Arbeitsplatz einnahm.

Daniel muss noch nicht ganz gesessen haben, da ging der Ärger auch schon los.

Hier bemängelte sie, dass er etwas übersehen habe. Ein anderes Mal nörgelte sie, er solle gefälligst seinen Schreibtisch aufräumen. Er wurde angemeckert, weil er angeblich irgendwelche Listen nicht bereinigt hatte und, und, und ...

Dabei wurde sie zusehends gehässiger und aggressiver.

Ganz klar.

Daniel hatte wieder einmal eine dieser leidigen Nachmittags-Schichten erwischt, in denen er nichts richtig machen würde.

Diplomatisch, wie er war, setzte er sich nicht zur Wehr. Die Kollegen hatten ihm bereits gesteckt, welch grausame Nachricht Schmachs Gemüt in den frühen Morgenstunden erschüttert hatte.

So ging er in die Küche, um seine liebevoll zubereitete Pasta aufzuwärmen und sie anschließend an die Kollegen zu verteilen.

Frau Schmach, die zunächst betont lustlos in ihrem Stück Lasagne herumgestochert hatte, rastete plötzlich und ohne jegliche Vorwarnung aus.

Wutentbrannt sprang sie vom Stuhl, als sei ihr eine Feder aus dem Hintern geschossen, schnappte ihren Teller und warf diesen samt Pasta in den Papierkorb.

„Diesen Schweinefraß kann ja kein Mensch essen!", soll sie geschrien haben. „Du bist selbst dazu zu dämlich!"

Wutentbrannt wollte sie sich auf den erschrockenen Daniel stürzen, was zwei Kollegen gerade noch verhindern konnten, indem sie sie zu zweit aus dem Büro zerrten.

Die durchgeknallte Irre wurde ins Raucherzimmer verfrachtet und mit einer Beruhigungskippe verarztet. Sie rauchte sich eins und zeterte und weinte sich wieder mal ihren ganzen Kummer von der Seele.

Und war damit nicht die Einzige.

Denn auch Daniel weinte.

Dicke Tränen kullerten ihm übers Gesicht.

Und nachdem er sich zumindest etwas beruhigt hatte, tat er das, was er schon längst hätte tun sollen.

Er ging.

Einfach so.

Vorher räumte er noch seinen Schreibtisch auf, informierte seinen Chef (ohne zu petzen, versteht sich), stieg in sein kleines Auto, fuhr vom Hof und kam nie wieder.

Seine darauf folgenden Krankmeldungen schickte er per Post, ohne jemals wieder einen Fuß in dieses Unternehmen zu setzen.

Wie die Geschichte für ihn ausging, ist wohl klar.

Natürlich mit der Beendigung seines Arbeitsverhältnisses.

Daniel war glücklicherweise jung genug, einen neuen Arbeitsplatz zu finden. Doch wieder einmal stellt sich die Frage: Was passiert mit jemandem, bei dem das nicht mehr der Fall ist?

„Der ist kein Verlust", so Schmachs einziger Kommentar in der Angelegenheit. Eine Ansicht, die Daniels kollegiales Umfeld keineswegs teilte, was dem armen Kerl jedoch letztendlich wenig genutzt hatte.

Wie ich hörte, hatte er bei seinem nachfolgenden Arbeitgeber ähnliche Probleme. Was keinesfalls damit zu tun hatte, dass er die Niete war, die Leute wie die hier beschriebene Person aus solchen Menschen machen. Sondern eher damit, dass diese über einen animalischen Instinkt für den Schwächeren in der Gruppe verfügen.

Bleibt nur zu hoffen, dass er eines Tages einen vernünftigen Arbeitsplatz findet, an dem sein fachliches Potential nicht mutwillig unter den Tisch gekehrt wird. Einen Arbeitsplatz ohne dickfelligen Vorgesetzten und erst recht ohne eine Frau Schmach.

Die ist übrigens immer noch in dem Unternehmen tätig. Timo hat natürlich nicht sie, sondern seine „oberflächliche Liaison" geheiratet. Schon bald nachdem er mit ihr zusammengezogen war. Seine Telefonate soll er auch irgendwann eingestellt haben. Zumindest die in den Abendstunden.

Wahrscheinlich sitzt Frau Schmach immer noch Tag für Tag an ihrem Schreibtisch und wartet darauf, dass ein Wunder geschieht; dass der smarte Timo sich von seiner derzeitigen Ehefrau scheiden und gegebenenfalls Kinder Kinder sein lässt, um ihr doch noch seine innige Liebe zu gestehen.

Zur Not auch telefonisch.

Möge sie mit ihren Träumen selig werden!

Herr Dürr – der Hysteriker

Es ist immer wieder erstaunlich, welch guten ersten Eindruck so mancher bei seinen Mitmenschen hinterlässt, der nicht selten ins komplette Gegenteil umschlägt, sobald man eng mit ihm zusammenarbeiten muss.

Ein klassisches Beispiel, dass dies nicht nur für Untergebene, sondern in gleichem Maße für unsere Vorgesetzten gilt, bildete der eigentlich recht nette Herr Dürr.

Bei dem handelte es sich zweifellos um einen Mann mit erstklassigen Manieren. Frei von jeglichen Schnörkeln oder gar narzisstischen Anwandlungen. Voll beeindruckender Bodenständigkeit.

Bei Branchenkennern galt er fachlich als Koryphäe sowie als extrem fleißig und engagiert.

Zudem verfügte er weit über die Unternehmensmauern hinaus über einen ausgezeichneten Ruf als Führungskraft. Der wusste, wie man ein komplettes Team motiviert bzw. mitreißt, und verfügte offensichtlich über die kluge und zurückhaltende Art eines Meisters, der es nicht mehr nötig hatte, sich zu profilieren. Heute eine echte Rarität.

Fachlich außerordentlich kompetent, menschlich schwer in Ordnung, zudem sehr bescheiden und sparsam. So das einhellige Urteil über ihn.

Aufgrund dieser durchweg positiven Meinung übertrug man ihm irgendwann dann auch die Leitung einer kleinen, noch im Bau befindlichen Filiale.

Verdientermaßen, wie ebenfalls sämtliche Mitarbeiter befanden, die er sich bereits zur Unterstützung erwählt hatte und die seinem „Ruf" nur allzu gern gefolgt waren. Es war unter der vorab ausgewählten Belegschaft eine Vorfreude vorhanden, mit diesem Mann zu arbeiten, die ihresgleichen suchte.

Während einer Betriebsfeier führte die offizielle Bekanntmachung über die zukünftige Leitung der Filiale durch Herrn Dürr zu wahren Standing Ovations. Völlig außer Rand und Band klatschten sich alle Anwesenden die Hände wund. Voll ehrlicher Freude und aufrichtiger Bewunderung.

Man gönnte ihm von Herzen den beruflichen Aufstieg und sämtliche damit in Zusammenhang stehenden Privilegien.

Wochen später war es dann auch endlich so weit. Der heißersehnte Tag des Einzugs in die Filiale war gekommen.

Und entpuppte sich als einziges Desaster.

Es herrschten Chaos und Hektik auf ganzer Linie.

Verbunden mit einer tiefen, allgemeinen Ratlosigkeit. Was schon damit begann, dass kaum jemand wusste, wo welche Möbel zu platzieren waren.

Die Planung bezüglich der Installation von Druckern, Faxgeräten und PCs stellte sich ebenfalls als völlig unausgegoren dar und war in der angedachten Form völlig unsinnig. Wäre sie später nicht geändert worden, hätte man beispielsweise für den Ausdruck eines einzigen Briefes vier Büros weiter gehen müssen.

Erschwerend kam hinzu, dass durch Herrn Dürr, der freiwillig die Organisation dieses Umzuges übernommen hatte, kaum Zuständigkeiten festgelegt worden waren.

Folglich waren sämtliche involvierten Personen nicht nur fieberhaft auf der Suche nach Möbeln, Verlängerungskabeln und Akten-Kartons, sondern auch nach einem Ansprechpartner für entsprechend aufkommende Fragen. Und das bei all der Plackerei, die so ein Umzug üblicherweise mit sich bringt.

Dürr selbst, unübersehbar von Hektik gezeichnet, verwies alle Fragenden genervt an eine neue Mitarbeiterin, die jedoch bis dato nicht eine einzige brauchbare Information bezüglich „Was – wohin?" von ihm erhalten hatte.

Die gab die entstandenen Fragen dann auch postwendend an ihn zurück.

Voller Entsetzen stellte man fest, dass in der Vorbereitungsphase nicht mal simple, aber essentielle Dinge, wie die täglich anfallende Post- oder Bankfahrt, organisiert worden waren. Eine Sache, die ganz einfach zu managen gewesen wäre, hätte man sie nur rechtzeitig delegiert. In solchen Fällen reicht ja manchmal ein einziges Telefonat an passender Stelle und derartige Arbeiten können anschließend als geregelt ad acta gelegt werden.

Glücklicherweise hatte Herr Dürr aber pfiffige Mitarbeiter, die sogar vereinzelt seit Jahren in anderen Filialen des Unternehmens tätig gewesen waren. Absolut kompetent, fleißig und extrem belastbar. Dank derer und mit vereinten Kräften, jeder spuckte in die Hände, konnte nach zwei Tagen der Karren aus dem Dreck gezogen und das Versinken der neuen Filiale im gepflegten Chaos verhindert werden.

Wenige Monate später:

Wider Erwarten bewegten sich die Zahlen von Anfang an im oberen schwarzen Bereich. Eine Tatsache, an der ebenfalls fast das komplette Team maßgeblich beteiligt war.

Allerdings sah Herr Dürr das ganz anders. Dem steckte nämlich immer noch der desaströse Umzug in den Knochen, von dem er offenkundig überzeugt war ihn ganz allein bewältigt zu haben.

Ständig übelst gelaunt und völlig genervt trat er fast täglich seinen Leuten gegenüber. Es konnte sogar vorkommen, dass er die morgens nicht einmal grüßte.

Irgendwie schien der nicht ganz über das Nervenkostüm zu verfügen, das für eine leitende Position unabdingbar ist.

Sein aufgestauter Ärger, worüber auch immer, wahrscheinlich verursacht durch den Stress, den so ein beruflicher Aufstieg sehr häufig mit sich bringt, entlud sich nicht selten bei ausgerechnet denen, die sich freiwillig und voller Vorfreude für eine Mitarbeit unter seiner Leitung entschieden hatten.

Zudem waren diese Mitarbeiter neben ihrer enormen fachlichen Kompetenz allesamt bereit, endlose Überstunden in Kauf zu nehmen, die weder bezahlt noch sonst irgendwie entlohnt wurden und für die es erst recht kein freundliches Dankeschön mehr von ihrem neuen Chef gab.

Überhaupt zeigte sich hier erstmals die wenig dankbare Seite des Herrn Dürr.

So prüfte er beispielsweise regelmäßig die Überstunden seiner Untergebenen. Doch diente das nicht etwa dem Zwecke der Belobigung derer, die zwischendurch schon mal sechzehn (!) Stunden durchgearbeitet hatten.

Im Gegenteil. Das Ziel war hier, diejenigen etwas genauer unter die Lupe zu nehmen, die dem Unternehmen ihre Arbeitskraft vielleicht nur mickrige zwölf Stunden täglich oder gar weniger zur Verfügung stellten.

Zu dieser Thematik hatte er nämlich seine eigenen Theorien entwickelt.

Eines Tages bat er einen Mitarbeiter zu sich, bei dem man anlässlich der Kontrolle bereits zur Monatsmitte knapp dreißig Überstunden festgestellt hatte. Das war dann selbst Herrn Dürr etwas unheimlich.

Jedenfalls, als der junge Mann Herrn Dürr gegenübersaß, fragte Letzterer allen Ernstes, ob die auffällig langen Arbeitszeiten eventuell darauf zurückzuführen seien, dass er zu viele Zigarettenpausen macht.

Sie werden sicherlich verstehen, dass der Mitarbeiter auf eine Fortsetzung des Gespräches keinen weiteren Wert legte und schnurstracks das Büro verließ. Er war dann auch der Erste, der ein halbes Jahr später kündigte, um in einem Unternehmen derselben Branche einen neuen Job anzutre-

ten. Dort war es üblich, mit jeder ausgehändigten Gehalts-
abrechnung die Angestellten darauf hinzuweisen, möglichst
keine Überstunden aufzubauen.

In diesem Zusammenhang sollte vielleicht erwähnt werden, dass jedem eine Stunde Mittagspause abgezogen wurde, die zu nutzen jedoch gänzlich unerwünscht war. Die
wenigen, die sich diese Freiheit nehmen konnten, weil sie in
der Nähe wohnten, wurden mit Argusaugen überwacht.
Dürr machte keinen Hehl daraus, was er darüber dachte.
Denjenigen, die sich zwangsläufig dafür entschieden hatten,
die Pause arbeitend an ihrem Arbeitsplatz zu verbringen,
wurde nach geraumer Zeit per Rundschreiben mitgeteilt,
dass das Essen am Schreibtisch strengstens verboten sei. Es
gebe schließlich eine neue Kantine.

Mal ganz davon abgesehen, dass Herr Dürr regelmäßig
die Wände hochging, wenn er in der Mittagszeit einen seiner Mitarbeiter nicht erreichen konnte, war diese Kantine
die Krönung der Unzumutbarkeit.

Ein nüchterner Raum in der Optik eines osteuropäi-
schen Dorf-OPs, ausgestattet mit zwei uralten wackeligen
Tischen, die man nicht einmal hin- und herschieben durfte,
weil sonst die Beine abzubrechen drohten. Neben ein paar
schmierigen Stühlen gab es als einzige technische Ausstattung eine uralte Mikrowelle, in deren Nähe jeder Träger
eines Herzschrittmachers den sicheren Tod gefunden hätte.
Der einzige Luxus bestand aus einem neuen Wasserhahn,
der allerdings in ein Meter fünfzig Höhe aus der Wand stak.
Klar, dass man lieber den Magen knurren ließ, als in diesem
unwirtlichen Ambiente seine Stulle zu verzehren. Ließ man
sich schließlich doch mal aus lauter Hunger dazu herab,
war man aufrichtig froh, den Raum nach vollzogener Nah-
rungsaufnahme schleunigst wieder verlassen zu können.

Herrn Dürr, der allmählich unter einer Art Wahnvorstel-
lung litt, die gesamte Belegschaft sei sowieso nur darauf

aus, Pause oder Urlaub zu machen, war das nur recht. Sie können sich sicher vorstellen, was es erst zur Folge hatte, wenn ein Untergebener bei einer Zigarettenpause erwischt wurde.

Nun mutete er seinen Mitarbeitern nicht ohne Grund diese uneingeschränkte Arbeitswut zu. Er selbst war nämlich auch ein Arbeitstier. Seine eigene Pause bestand zumeist aus einem hastig im Stehen gelöffelten Joghurt. Wahrscheinlich um sich zu verdeutlichen, wie stressreich doch das Arbeitsleben ist. Das wiederum hatte zur Folge, dass der eh schon recht magere Mann immer klappriger wurde.

Für ihn war bereits während der Ausbildung klar gewesen, sein komplettes Leben der Arbeit zu verschreiben. Frau und Kinder hatte er keine, da diese im heutigen Arbeitsleben einfach keinen Platz hätten, so Dürr.

Wahrscheinlich fehlte ihm deshalb jegliches Verständnis, als eines Tages ein Mitarbeiter frühzeitig mit der Bitte um Urlaub an ihn herantrat, da er verständlicherweise in einigen Wochen bei der Geburt seines dritten Kindes dabei sein wollte. Dürr erlitt deswegen einen schweren Tobsuchtsanfall, nach dessen Abklingen sich jeder Kardiologe gefragt hätte, wie er das nur überlebt hatte. Die Geburt des Kindes fiel nämlich unverschämterweise genau in einen Zeitraum, in dem der werdende Papa als Vertretung in einer anderen Abteilung eingeplant war, die personell sowieso schon völlig unterbesetzt war und deswegen keinerlei Urlaub zuließ. Dürr, bekennender Gegner des „Vater-bei-der-Geburt-Dabeiseins", befand, dass der Kollege dies doch bedenken solle. Wochenlang konnte er an fast nichts anderes denken als an dessen unsinniges Urlaubsgesuch.

Gäbe es für solche Fälle in Deutschland keine Rechtsprechung, die werdende Mutter hätte diese Geburt ohne ihren Mann durchstehen müssen.

Die Sache endete damit, dass ein absolut nachvollziehbares, natürliches Bedürfnis eines völlig normalen Mannes des 21. Jahrhunderts siegte. Nämlich dabei zu sein, wenn sein Kind das Licht der Welt erblickt.

Es braucht wohl nicht erwähnt zu werden, dass der Kollege selbstverständlich einen Tag nach erfolgter Entbindung wieder seinen Dienst antreten musste.

Der Ärger und die Wut sowie der demzufolge dauerhaft erhöhte Adrenalin-Pegel, die diese Aktion bei Dürr über Wochen hinweg hervorgerufen hatte, werden aus medizinischer Sicht sein Dasein gewiss um einige Wochen verkürzen.

Leben und Tod liegen halt oftmals dicht beieinander.

Und weil das so ist, empfand Herr Dürr auch jeden Sterbefall eines Angehörigen seiner Mitarbeiter als Unverschämtheit. So als wäre der Verstorbene nur dahingeschieden, um *ihm* persönlich eins auszuwischen. Musste man doch tatsächlich seinen Mitarbeitern frei geben, damit sie zur Beerdigung gehen konnten! Den jeweils anschließenden Leichenschmaus hätte er am liebsten gesetzlich unterbinden lassen.

Aber von jemandem, der laut eigener Aussage den schnellen Herztod am Schreibtisch als einzig würdevolle Art zu sterben ansah, kann man wohl selbst für derartig gelagerte Fälle kein Verständnis erwarten.

Zugegeben, dank dieser unternehmensorientierten Menschenführung verbesserten sich die Zahlen stetig weiter. Nicht zuletzt aufgrund der geleisteten Überstunden, mit deren Anzahl man sicherlich den ein oder anderen Hartz-IV-Empfänger von der „Straße" hätte holen und somit glücklich machen können.

Aber diesbezüglich hatte Dürr keinerlei Einsehen. Er war immer noch der Meinung, dass ein gewisser Arbeitseinsatz vorausgesetzt werden dürfe.

Wie gesagt, er war alles andere als ein Faulpelz oder Drückeberger und sich deshalb auch nicht für Arbeitseinsätze an der Basis zu schade. Zu Saisonzeiten, in denen die Fertigung aufgrund erhöhter Produktionsmengen und chronisch geringen Personalstands buchstäblich abzusaufen drohte, spuckte er in die Hände und half dort regelmäßig aktiv mit. Manchmal bis spät in die Nacht.

Nur ließen die Mitarbeiter hinter vorgehaltener Hand verlauten, dass er dort oftmals wie ein aufgescheuchtes Huhn umherlaufe und dadurch eher alles durcheinanderbringe, als in irgendeiner Form nutzbringend zu sein.

Denn wie immer vergaß er, wie fleißig und versiert seine Leute waren und dass die Filiale in erster Linie aufgrund dieser Tatsache so ausgezeichnet lief.

Dürr selbst hatte nämlich eine ureigene, etwas umständliche Art, die Dinge anzugehen.

Eines Nachmittags wies er seine Sekretärin an, sich nichts vorzunehmen, da ein wichtiger Brief entworfen werden müsse. Die Dame tat, wie ihr geheißen, und man setzte sich zusammen, um diesen Brief zu schreiben. Das heißt: Er diktierte, sie schrieb.

Unglückseligerweise war sie ebenfalls Ansprechpartnerin für alle möglichen Belange in der Filiale, die man wirklich niemand anderem mehr hatte aufbrummen können.

Also klopfte es während des Diktates schon mal an der Tür oder es rief jemand an. Dürr wurde deswegen immer garstiger. Der Nachmittag sollte doch ausschließlich diesem einen Brief gewidmet werden. Was sollten diese lästigen Störungen?

Als nach ungefähr zwei Stunden der Brief immer noch nicht fertiggestellt war, was er ausschließlich den paar Leuten zuschrieb, die es entweder gewagt hatten, das Büro zu betreten oder einfach nur anzurufen, platzte ihm wie so oft der Kragen.

Er sprang wie ein Flummi vom Stuhl und schloss einfach die Bürotür von innen ab. Fortan schepperte und polterte es, weil reihenweise irgendwelche Mitarbeiter davorrannten. Doch sei's drum. Herr Dürr konnte endlich seinen wichtigen Brief schreiben, der letztendlich nach drei Stunden fertiggestellt war.

Man addiere die Bruttogehälter des Herrn Dürr und der Sekretärin und teile sie durch die monatlich zu leistende Arbeitszeit. Das Ergebnis multipliziere man mit drei. Dazu addiere man für die drei Stunden anteilig Strom, Porti und Papiere, Kosten für die Druckerpatrone sowie die Abnutzung des Druckers und man kann erahnen, was dieses Schriftstück letztendlich gekostet hat. Dabei wären noch nicht einmal die Lohnnebenkosten berücksichtigt.

Gott sei Dank brauchte nicht noch die abgeschlossene Bürotür mit in diese Kalkulation einbezogen zu werden. Die ist nämlich heil geblieben.

Und da die Umsätze ja stetig weiter stiegen, nicht zuletzt wegen der unermüdlich arbeitenden Belegschaft, darf so ein Schreiben schon mal etwas teurer werden.

Sehr zum Leidwesen gerade dieser fleißigen Bienen stieg jedoch mit den guten Zahlen nicht nur Dürrs Übellaunigkeit, sondern auch sein Kontrollbedürfnis. Je mehr der Laden brummte, desto überzeugter war er, dass alles um ihn herum überprüft werden müsse.

Das galt immer noch für die geleistete Überstundenanzahl, die keinesfalls ein gewisses Niveau unterschreiten durfte, als auch für sämtliche eingehende Rechnungen.

Obwohl heutzutage fast alle Rechnungen per IT-System erstellt werden, ließ Herr Dürr es sich nicht nehmen, deren Richtigkeit quer und längs nochmals zu prüfen.

Von eigener Hand. Per Taschenrechner!

Selbst die ausgeworfene Mehrwertsteuer rechnete er nach.

Natürlich müssen Rechnungen kontrolliert werden. Doch erstens gab es dafür im Hause eine eigene Abteilung. Und zudem wurde die arbeitserleichternde Rechnungserstellung per Computer sicherlich nicht völlig ohne Grund entwickelt ...

Wie eingangs gesagt, war er ein sehr ordentlicher und sauberer Mensch, der darauf bestand, dass seine Mitarbeiter regelmäßig sämtliche Geräte wie PC, Faxgeräte, Drucker usw. in ihren jeweiligen Büros zu reinigen hatten. Bei dem erbarmungswürdigen Zustand vieler vernachlässigter Geräte eine durchaus Sinn ergebende Anweisung.

Doch auch hier lebte er in erster Linie seine stark ausgeprägte Kontrollmacke aus. So konnte es durchaus vorkommen, dass er das Putzen ausgerechnet zu einem Zeitpunkt überprüfte, in dem die „Verantwortlichen" vor lauter Stress nicht mal Zeit hatten, auf die Toilette zu gehen.

Apropos Toiletten.

Für deren Reinigung war eine sehr ordentliche und fleißig arbeitende Reinigungskraft zuständig. Selbstverständlich überließ er auch hier nichts dem Zufall.

Zu diesem Zweck wurden einige wenige auserkoren, die Toilettenreinigung zu prüfen und sich nach erfolgter Prüfung in eine eigens dafür erstellte Liste einzutragen. Mit Namen des Prüfenden, Datum und Uhrzeit.

Wehe, es fehlte eine Eintragung!

Was allerdings selten der Fall war, da Dürr ja persönlich und regelmäßig die Prüfung der Toilettenreinigung prüfte. Bei den Prüflingen handelte es sich übrigens um Mitarbeiter, die im Schnitt monatlich ihre vierzig Überstunden, bestehend aus rein effektiver Arbeitszeit, leisteten und demzufolge manchmal zeitlich nicht in der Lage waren, selbige zu nutzen.

Die Krönung des Ganzen lag jedoch in Herrn Dürrs sonntäglicher Untersuchung der Papierkörbe. Ein Kollege, der sonntags manchmal seine Ablage in Ordnung brachte – übrigens ein Arbeitseinsatz, den Herr Dürr sehr schätzte –, hatte ihn dabei beobachtet, wie er in den noch nicht geleerten Papierkörben herumwühlte, um zu kontrollieren, wer denn nun was weggeworfen habe.

Worauf manche Menschen zum Wohle der Firma alles verzichten!

Es gibt Vorgesetzte, die davon überzeugt sind, lediglich mit ihrer Kontrolle über andere das Rad am Laufen zu halten. Frei nach dem Motto: „Besser ein schlechter Aufseher als zehn gute Arbeiter."

Auch Herr Dürr war besessen von diesem Gedanken. Nur gehörte er nicht zu denen, die das unbedingt glücklich machte.

Im Gegenteil.

Die Belegschaft war durch ihren notorisch übellaunigen Chef, der stellenweise mit seiner Verärgerung gar nicht wusste, wohin, vollkommen verunsichert. Montags war eine Zusammenarbeit mit ihm noch halbwegs erträglich. Aber ab dienstags wurde von Arbeitsstunde zu Arbeitsstunde deutlicher, wie rapide eine biologische Leistungskurve in den Keller knallen kann. Es verging dann bis zum Wochenende kein Tag mehr, an dem er nicht mit den Nerven völlig runter war. Deshalb ging man ihm freitags lieber ganz aus dem Wege. Sofern überhaupt möglich.

Aufgrund des Misstrauens seinen Mitarbeitern gegenüber war er auch nicht in der Lage, gewisse Arbeiten zu delegieren. Was logischerweise dazu führte, dass sich sein Schreibtisch vor unerledigten Vorgängen manchmal nur so bog.

Alles selbst erledigen!

Bloß nichts abgeben!

Die einzig erwähnenswerte Ausnahme dieser Einstellung bildeten übrigens Firmen-Events.

Hier war regelrecht das Gegenteil der Fall. Alles, was in der Filiale zwei Beine hatte, wurde dann irgendwie eingespannt.

Ein besonderes Beispiel dafür stellte die Einweihung einer neuen Produktionshalle dar, die man sich mittlerweile spielend leisten konnte. Und das, obwohl die kleine Filiale erst ein Jahr zuvor in Betrieb genommen worden war. Die Umsätze machten es eben möglich.

Verständlicherweise sollte dieses Ereignis, bei dem nebst Mitarbeitern vornehmlich wichtige Kunden, ranghohe Firmenvertreter der Hauptstelle, Pressefritzen, Lokalprominenz wie Bürgermeister, Stadtrat und Konsorten zugegen sein würden, kein Reinfall werden.

Herr Dürr, der auf einer großen Feier bestanden hatte, brach bereits bei Festlegung der Organisatoren fast zusammen.

Zunächst ließ er Checklisten erstellen, in die sinnigerweise maßgebliche Dinge wie das Catering, die Bierlieferung, Presseinformationen usw. sowie die jeweils dafür verantwortlichen Personen einzutragen waren. Diese Listen wurden kopiert und an sämtliche Involvierten weitergegeben.

Ganz, wie sich gehörte.

Es hätte also alles gut laufen können, da doch nun jeder wusste, was er zu tun hatte.

Wäre da nicht Dürr gewesen, der wieder einmal felsenfest davon überzeugt war, dass ohne sein Zutun nichts liefe. In seinem manisch-panischen Kontrollzwang prüfte er erst einmal in Form von ständigen zeitraubenden Meetings, ob denn nun jeder tue, wie geheißen.

Zu diesem Zweck wurde oftmals die Hälfte der Belegschaft zu stundenlangen Besprechungen verdonnert, die sich zeitweise nur um die Festlegung der Getränke oder die Anforderung irgendwelcher Klohäuschen drehten. Und da sein persönliches Arbeitsumfeld lediglich aus faulen und unfähigen Dummköpfen zu bestehen schien, nahm er diese wichtigen Aufgaben letztendlich wieder allein in die Hand. Jemanden auszuwählen, der solche Angelegenheiten komplett und eigenständig mit wenigen Telefonanrufen hätte regeln können, wäre ihm nie in den Sinn gekommen.

Aber auch für langwierige und schwerwiegende Entscheidungen wie die Optik der zu verwendenden Namensschilder ging so manche (Arbeits-)Stunde ins Land. Man darf eben die Wichtigkeit der Schriftgröße, Stärke des zu verwendenden Papiers sowie Groß- und Kleinschreibung nicht unterschätzen.

Zudem ist für derartige Anlässe eindringlich zu prüfen, ob denn der Name des Schildchenträgers groß und fett geschrieben wird und man dementsprechend den Titel in etwas kleinerer Schriftgröße darunter setzt. Oder ergibt es mehr Sinn, den Titel hervorzuheben und den Namen etwas kleiner darunter zu setzen? Vielleicht sollte man auch gar keinen Titel hinzufügen und den Namen ganz weglassen ...

Ääh. Jedenfalls so ähnlich.

Nach mehreren Diskussionsrunden wurde letztendlich entschieden, mit dieser verantwortungsvollen Aufgabe eine Mitarbeiterin aus der Hauptstelle zu betrauen. Da die Dame unternehmensweit für die Organisation von Kunden-Veranstaltungen eingesetzt wurde, befand man nur sie als würdig, derartig schwerwiegende Fragen zu klären.

In diesem Zusammenhang möchte ich noch erwähnen, dass sich der Inhaber des Unternehmens, der selbstverständlich auch geladen war, auf der Feier schlichtweg weigerte, eines der liebevoll gestalteten Schildchen zu tragen. Er lehnte dankend ab mit den Worten: „So was brauche ich nicht, mich kennt hier schließlich jeder ...“

Zurück zur Organisation.

Wie wir alle wissen, halten Essen und Trinken Leib und Seele zusammen. Somit musste natürlich auch die Frage des Caterings geklärt werden. Hier galt es zu prüfen, welchen Catering-Service die Filiale X bei ihrem letzten Betriebsfest angeheuert hatte und wie zufrieden man damit gewesen war. Als Filiale X zurückmeldete, dass Catering-Firma Y seinerzeit das beste Grillfleisch mit der leckersten Tunke und dazu die delikatesten Salate geliefert habe, war auch diese Frage endlich geklärt.

Angesichts der geladenen Prominenz war vorab ein Empfang mit gutem Sekt geplant. Champagner wäre zu dekadent und zu teuer gewesen, schließlich war Herr Dürr ein sparsamer Geselle. Dazu sollten Canapés gereicht werden.

Da Filiale X jedoch nun keinerlei Erfahrung auf dem Schnittchen-Sektor hatte, nahm Dürr mit dreien seiner bestbezahlten Mitarbeiter die Prüfung wieder einmal selbst in die Hand. So klapperte an vier Vormittagen eine vierköpfige Delegation mehrere vorab informierte Canapé-Macher ab, um deren Werke eingehend zu kosten und fachmännisch zu bewerten.

Sozusagen in diplomatischer Mission.

Als Dürr auch dieses Problem nach einwöchiger intensiver Beratung gelöst hatte, wie so oft den Kosten-Nutzen-Faktor dieser Schnittchen-Kostprobe dickfellig außer Acht lassend, konnte die Feier kommen.

Einen Abend vor dem Fest wurde übrigens ein VIP-Zelt aufgestellt, das Herr Dürr mit Wischeimer und Schrubber noch schnell eigenhändig durchfeudelte.

Vertrauen ist gut, Selbermachen nun mal eben besser.

Zugegeben, die Einweihungsparty wurde ein voller Erfolg, obwohl nur etwa die Hälfte der geladenen Gäste erschienen war.

Sämtliche Teilnehmer, ob Organisatoren oder Gäste, strahlten vollste Zufriedenheit aus. Und Herr Dürr, zumindest an diesem Tage, ebenfalls. Man beglückwünschte ihn mehrfach zu der gelungenen Feier.

Wer jedoch die Planung und Organisation tief hinter den Kulissen mitbekommen hatte, fragte sich später oft, wie teuer diese wohl letztendlich gewesen sein muss. Angesichts der unzähligen Ausfallstunden der Mitarbeiter, Dürrs dienstbeflissenen Einsatzes sowie der vielen Endlos-Sitzungen wird ein hübsches Sümmchen unterm Strich dabei herumgekommen sein.

Für diese Erkenntnis bedurfte es keiner betriebswirtschaftlichen Ausbildung. Es reichten lediglich zehn Finger.

Gott sei Dank kompensierten Dürrs Untergebene das wie immer mit völlig gratis geleisteten Arbeitsstunden.

Und der selbst war einmal mehr davon überzeugt, die Karre allein aus dem Dreck gezogen zu haben. Er war stolz und kurzzeitig glücklich und ganz sicher, dass lediglich die vielen Dauerbesprechungen zu diesem Thema dazu beigetragen hätten.

Vielleicht war das ja wirklich so. Doch alle Beteiligten waren sich einig: Es wäre auch ohne gegangen. Und zwar in der Hälfte der Zeit!

Diese Aktion hinterließ andernorts natürlich negative Spuren. Vornehmlich auf Herrn Dürrs Schreibtisch. So zeigte sich, dass in der Einweihungsparty-Woche nicht ein einziges Schriftstück in den Briefkasten geworfen werden konnte, da für die eingehende Prüfung dieser Unterlagen seinerseits keine Zeit verblieben war.

Tja, auch hier waren schließlich Prioritäten zu setzen. Und da man von Mitarbeitern umgeben schien, denen man nicht so ohne Weiteres die Erstellung einer Rechnung oder das Schreiben eines Briefes überlassen konnte, tat dies seine Wirkung.

Wie gesagt, er war ein sehr ordentlicher Mensch. Er war so ordentlich, dass er sich selbst jede E-Mail eigenhändig ausdruckte und diese ablegen ließ. Egal, ob es sich dabei um Mitteilungen handelte, die ihn gar nicht betrafen, sondern in die er lediglich pro forma als Empfänger mit hineinkopiert worden war, oder ob es einfach um die Bestätigung für einen reservierten Tagungsraum ging.

Nicht selten stöhnte seine Sekretärin unter der Last der Ablage von E-Mails, in denen schon mal nichts weiter stand als: „Wir freuen uns, Ihnen mitteilen zu dürfen, dass wir am ... Raum X für Sie von ... bis ... für ... Personen reserviert haben ..."

Das abzulegen hätte man zähneknirschend irgendwie hinnehmen können, wären derartige Schriftstücke zum Zeitpunkt der Ablage nicht bereits drei Wochen alt und das darin angesprochene Meeting längst passé gewesen.

Dass sie solche Dokumente regelmäßig entsorgte, hat er nie erfahren.

Und bis zum heutigen Tage wahrscheinlich auch nie bemerkt.

Kannte man Herrn Dürr beispielsweise nur von einem Vorstellungsgespräch und erlebte ihn dann zum ersten Mal richtig als Vorgesetzten, gewann man doch schnell den Eindruck, diese Welt sei zu viel für ihn.

All jene, die mit ihm aufgrund seines haarsträubenden Führungsstils fertig waren, befanden jedoch: Dürr war zu viel für diese Welt.

Von der anfänglich guten Meinung über ihn war zumindest in seinem engeren beruflichen Umfeld nicht mehr viel übrig. Bei der Firmenleitung, die weit weg saß und daher den wirtschaftlichen Erfolg der Filiale ausschließlich seiner Leitung zuschrieb, verhielt sich das natürlich ganz anders.

Besonders tragisch ist, dass Leuten wie Herrn Dürr nicht bewusst ist, dass die ihm Unterstellten maßgeblich an diesem Erfolg beteiligt sind.

Fairerweise muss allerdings gesagt werden, dass es sich bei ihm keineswegs um einen dieser nervig-dreisten Selbstdarsteller handelte.

Selbst wer die Filiale verließ, weil eine Zusammenarbeit mit ihm oft das Maß der Unerträglichkeit weit überschritt, konnte bestätigen, dass ihm die narzisstische Ader vieler seiner Artgenossen gänzlich fehlte.

Er agierte doch lieber im Hintergrund und war ein gestrenger Gegner von Mitarbeiter-Mobbing oder Schikanen jedweder Art.

Herr Dürr hatte ein Team um sich geschart, das bestens mit den firmeninternen Zusammenhängen vertraut war. Ein Team, das sich an die Fakten hielt, effektiv und zeitnah arbeitete und sich nicht mit zeitraubenden Nebensächlichkeiten abgab. Nur, das sah er einfach nicht ein.

Er gehörte keineswegs zu denen, die voller Dreistigkeit und mit Absicht das Know-how ihrer Untergebenen als ihr eigenes verkaufen.

Nein, zutiefst davon überzeugt, dass sie gar keines hatten, steckte er seine Nase in sämtliche Arbeitsabläufe.

Das Resultat war letztendlich Frustration mit entsprechend hoher Fluktuation. Und zwar auf ganzer Linie.

Wer halbwegs klaren Verstandes ist, dem muss einfach klar sein, dass selbst bei der heutigen Arbeitsmarktlage niemand auf Dauer einem Herrn dienen kann, dessen Mundwinkel kontinuierlich in Richtung Erboden zeigen und dessen einzige Art, mit seinen Mitarbeitern zu kommunizieren, aus lautem Geschrei besteht.

Herr Dürr hat irgendwann die Leitung einer größeren, ausländischen Filiale übernommen.

Den dort ansässigen Arbeitnehmern bleibt nur zu wünschen, dass kein Umzug erforderlich ist und demzufolge auch keine Einweihungsfeier mehr ansteht.

Frau Tück – die Liebreizende

Freundlich, liebenswert, ausgesprochen kompetent.

Beruflich ist Frau Tück ein Ausbund an Zuverlässigkeit. Der Traum eines jeden Vorgesetzten.

Von ihrem strahlenden, charmanten Auftreten mal ganz abgesehen, kommen nie ein Jammern oder eine Beschwerde über ihre Lippen. Sie ist aufmerksam, optimiert Arbeitsprozesse, denkt mit und schaut über den Tellerrand hinaus. Egal, welche Aufgaben man ihr stellt. Jede noch so große Herausforderung nimmt sie mit lieblichem Lächeln entgegen und tut grundsätzlich, wie ihr geheißen.

Diese führt sie dann stets zur vollsten Zufriedenheit eines jeden Arbeitgebers aus. Und das mit Fleiß, Pünktlichkeit und großer Genauigkeit.

Immer höflich, zuvorkommend und korrekt. Ein Musterbeispiel an Aufmerksamkeit und Charme.

Mein Gott, warum kann nicht jede Mitarbeiterin so perfekt sein wie Frau Tück?

Natürlich hat sie auch ihre Schwachpunkte. Wie jeder Mensch.

Nur, von ihrem schlimmsten bekommt kein Vorgesetzter etwas mit. Und wenn, dann interessiert es ihn zumeist nicht sonderlich.

Dabei handelt es sich um die konsequente Ablehnung jedweder Konkurrenz am Arbeitsplatz. Weder durch männliche Kollegen noch durch weibliche Mitstreiterinnen.

Letzteres schon mal gar nicht.

Und so hoch eine Tück und ihre Arbeit bei sämtlichen Vorgesetzten auch im Kurs stehen mögen, letztendlich ist sie der Graus einer jeden Kollegin, die ihr entweder vom fachlichen Können oder sonstigen Vorzügen her den Rang ablaufen könnte.

Ich habe im Laufe meines Berufslebens viele Kolleginnen der unterschiedlichsten Sorte kennen gelernt.

Gute und schlechte, freundliche und garstige, fleißige und faule. Einige wenige schier von Ehrgeiz zerfressene waren ebenfalls darunter.

Doch gerade der Fall Tück hat mich nie ganz losgelassen, obwohl er schon lange zurückliegt. Denn in fast jedem noch so kleinen Betrieb, in Pflegeberufen oder im Sozialbereich scheint es eine abgewandelte Form dieser Sorte Kollegin zu geben.

Viele Arbeitnehmerinnen sind ihr offensichtlich mindestens einmal im Laufe ihres beruflichen Daseins begegnet. Glücklich kann sich jede schätzen, die ihre Bekanntschaft lediglich aus einer gewissen sicheren Distanz machen durfte.

Pech für die, die zu ihrem persönlichen Umfeld gehörten. Letztgenannten ist diese Nähe mit Sicherheit nicht gut bekommen.

Demnach hat Frau Tück mindestens eine ihrer Kolleginnen auf dem nicht vorhandenen Gewissen. Sehr hilfreich sind nicht selten ihr persönliches und fachliches Ansehen bei Vorgesetzten und die dadurch entstehenden Verbindungen.

Wir alle wissen, dass es unter Vorgesetzten genug Einfaltspinsel gibt, die manchmal zwar merken, um was für einen speziellen Charakter es sich hier handelt; doch aufgrund der Art und Weise, wie sie auftritt, macht man sich nur ungern die Mühe, hinter die Kulissen zu blicken.

Sie ist nun einmal ein Schatz auf ganzer Linie. Warum wertvolle Zeit vergeuden, um zu ergründen, warum gerade in deren Arbeitsumfeld die Fluktuation so auffallend hoch ist? Wenn Frau Tück sagt, die oder der taugt nichts, wird das schon stimmen.

Aber genau diese Ignoranz ist es, die es solchen Personen so einfach macht.

Ich persönlich bin vor vielen Jahren auf sie getroffen und habe anderthalb Jahre an ihrer „goldenen" Seite durchgehalten. Als diese für mich frühberufliche Ära dann glücklicherweise beendet war, habe ich doppelt so lange gebraucht, um wieder gänzlich vorurteilsfrei zwischen guten und schlechten Kolleginnen unterscheiden zu können.

Die ganze Sache begann völlig harmlos. Nämlich damit, dass ich einen neuen Job antrat.

Leider fehlten mir seinerzeit meine heutige Menschenkenntnis und Berufserfahrung. Sonst hätte ich bereits beim Vorstellungsgespräch mit Frau Tücks Vorgesetztem – nachstehend Herr Schwätzer genannt – erkennen müssen, dass es sich bei dem auf jeden Fall um einen dieser selbstverliebten Einfaltspinsel handelte, die ihr jeweiliges Gegenüber mit Inbrunst ausschließlich über sich selbst, ihre beruflichen Erfolge sowie persönliche Qualitäten vollsabbeln. Ohne zu merken, wie sehr sie dem Gesprächspartner damit auf den Geist gehen. Ein Typ, der oftmals auch das A und O für das Tück'sche Tun und Treiben bildet.

Unglückseligerweise war er nicht nur ihr Vorgesetzter, sondern wurde auch zu meinem. Anfänglich fand ich ihn recht nett und seine leicht humorvolle Art ganz angenehm.

Außerdem hatte er mich zu Beginn meiner Arbeitsaufnahme überall als „guten Griff" angepriesen, wie ich später einmal erfuhr.

Gerät man jedoch an die Falschen, kann das schon mal ein berufliches Todesurteil bedeuten. Zum damaligen Zeitpunkt war mir das allerdings nicht klar.

Was mir von vornherein an diesem Mann leicht unangenehm auffiel, war die abfällige Art und Weise, in der er sich ständig über meine Vorgängerin äußerte. Und das nicht nur mir gegenüber. Sobald Publikum anwesend war, ob nun in Form meiner Person oder aufgrund der Anwesenheit Dritter, ließ er keine Gelegenheit aus, die arme Frau und ihre angeblich so drittklassige Arbeitsweise madig zu machen. Ganz besonders bedenklich fand ich die Tatsache, dass er sie dabei oftmals dümmlich nachäffte.

Ich hatte die Dame kurz persönlich kennen gelernt. Anlässlich meines Vorstellungsgespräches in dieser Firma war mir der neu zu besetzende Arbeitsplatz gezeigt worden, an dem sich noch meine Vorgängerin befunden hatte.

Klein und traurig hatte sie da an ihrem Schreibtisch gehockt und mir einen kummervollen Blick zugeworfen. Der Typ Mitarbeiterin, der einen normal gesteuerten Menschen zum Nachäffen verleitete, war die definitiv nicht.

Was mich seinerzeit noch mehr verwirrte, war das schadenfrohe Gekicher, das Frau Tück jedes Mal von sich gab, wenn Herr Schwätzer seine dösigen Späße über die ehemalige Kollegin in deren Gegenwart machte.

In diesem Zusammenhang erklärte sie mir einmal, dass besagte Kollegin aus gesundheitlichen Gründen das Unternehmen hatte verlassen müssen. Ihr Arzt soll ihr angeraten haben zu kündigen, wenn sie denn keine Magengeschwüre haben wolle. Mit einem seltsam triumphierenden Lächeln, das meines Erachtens so gar nicht zu dieser traurigen Geschichte passte, wies Frau Tück mich noch darauf hin, dass jene aber ohnehin von unserem Vorgesetzten über kurz oder lang gefeuert worden wäre.

Das allein hätte mir eine Warnung sein müssen. So ein Vorgesetzter versteht weder zu führen noch zu leiten. Aber schieben wir es auf eher kindliche Naivität oder mangelnde Berufs- bzw. Lebenserfahrung, dass es nicht so war. Ich war eben jung und brauchte das Geld ...

Tück und ich teilten unser Büro mit einer dritten Kollegin. Von der ist lediglich so viel zu sagen, dass sie zwar etwas einfältig und Tück auf das Treueste ergeben war, jedoch ihre Arbeit ebenfalls mit viel Fleiß und Fachwissen erledigte.

Für meine Einarbeitung war in erster Linie Frau Tück zuständig.

Anfänglich fand ihre offene und strahlende Art, mit der sie auf Menschen zuging, ungemein sympathisch.

So lieb! So freundlich!

Für (fast) jeden ein nettes Wort und dieses immer während, herzerfrischende Lächeln.

Mensch, war ich froh, zwei so nette Kolleginnen gefunden zu haben. Zudem noch so fähige, von denen man bestimmt viel lernen konnte. Auch der Arbeitsbereich, den ich übernehmen sollte, schien interessant und abwechslungsreich sowie gut strukturiert. Ich war ganz sicher, das große Los gezogen zu haben.

Bereits nach wenigen Wochen begann sich aber irgendwie der „Wurm" einzunisten, ohne dass ich genau ausmachen konnte, was genau das war. Immer öfter klingelte eine innere Alarmglocke, um mir mitzuteilen, dass irgendetwas nicht stimmte. Erst ganz leise, dann immer lauter werdend. Es war etwas Subtiles, in Worten nicht erklärbar. Ich fühlte mich plötzlich unwohl, ohne sagen zu können, warum.

Heute weiß ich, dass es bereits längst zu spät ist, wenn man am Arbeitsplatz von diesem seltsamen Gefühl heimgesucht wird.

Was mich sehr verwunderte, war die Tatsache, dass ausgerechnet mir, der Neuen, die zeitraubendsten Arbeiten übertragen worden waren. Arbeiten, für die unbedingt eine gewisse Routine erforderlich gewesen wäre.

Die wurden mir einmal kurz und knapp erläutert und dann mit einem lieblichen Lächeln auf den Schreibtisch geknallt.

Was sollte ich anderes tun, als mich brav in mein Schicksal zu fügen? Ich würde mich schon in die Materie reinfuchsen.

Tagsüber war das allerdings gar nicht so einfach – gerade bei den komplizierteren Aufgaben –, da unser Vorgesetzter auch noch festgelegt hatte, dass unsere Abteilung stundenweise die Telefonzentrale übernehmen sollte. Dafür war ebenfalls einzig und allein ich zuständig. Von Anfang an.

Eine Arbeitsanweisung übrigens, die oft ausgerechnet von jenen Vorgesetzten kommt, die ein dreimal hintereinander klingelndes Telefon an den Rand eines Nervenzusammenbruchs treibt und die sämtliche zu führenden Telefonate ausschließlich durch ihre armen Sekretärinnen wählen und durchstellen lassen. Selbst zu faul, auch nur eine einzige Nummer ins Telefon zu tippen.

Es mag da Ausnahmen geben, doch in den meisten Fällen basiert eine solche Handhabe eher auf reinem Prestige-Denken als auf akutem Zeitmangel.

Jedenfalls, Frau Tück und meine andere Kollegin sahen ungerührt dabei zu, wenn ich gerade in Stoßzeiten meine Arbeit immer wieder zur Seite legen musste, um die ständig auflaufenden Anrufe entgegenzunehmen und weiterzuleiten. Nicht eine von beiden erklärte sich bereit, mir ein einziges Gespräch abzunehmen.

Also begann ich, so manche Stunde hinten anzuhängen, um bestimmte Aufgaben einigermaßen in Ruhe erledigen zu können.

Frau Tück hingegen verließ grundsätzlich pünktlich und fröhlich zwitschernd das Büro. Mich oftmals strahlend lächelnd darauf hinweisend, dass es der Betriebsrat gar nicht gerne sehe, wenn so viele Überstunden geleistet würden ...

Welch ein Trost, wenn man selbst wieder mal vor lauter Arbeit bis mindestens zwanzig Uhr an seinem Schreibtisch hocken musste.

Sie kritisierte jetzt auch immer öfter, dass mir wichtige Dinge entgangen seien. Stets mit den mahnenden Worten: „Das habe ich dir aber gesagt" oder aber „Darüber haben wir doch gesprochen".

In ihr freundliches Lächeln mischte sich dann ein leicht mitleidig-genervter Ausdruck.

Ich zweifele selbst heute nicht einen einzigen Augenblick daran, dass sie mir dieses und jenes erklärt und gesagt hat.

Doch Menschen wie die haben die unliebsame Angewohnheit, gerade auf die wichtigsten Dinge in einem beiläufigen Nebensatz hinzuweisen. Für einen Neuling am Arbeitsplatz, der gewisse Abläufe und betriebsinterne Prozesse noch gar nicht kennen kann, beginnt mit solchen Methoden oft der Anfang vom Ende.

Dass sich nach und nach eine leichte Unsicherheit in mir ausbreitete, kann sich jeder denken. Vor allem war es mir Unwissender sehr unangenehm, gewisse Feinheiten übersehen oder grobe Fehler gemacht zu haben. Wo doch beide Kolleginnen so akkurat arbeiteten.

Selbst wenn die beiden seit einigen Jahren in dem Unternehmen tätig waren und jeweils ihre Ausbildung dort absolviert hatten. Ich wollte genauso gut sein.

Aber ganz allmählich begann ich an meinen Fähigkeiten zu zweifeln.

Verstärkt wurde das durch Frau Tücks immer größer werdende Kritik. Erst sehr vorsichtig. Je unsicherer ich wurde, desto massiver wurde diese allerdings.

Hatte ich Fragen, die generell in der Anfangsphase auftreten und vorwiegend Arbeiten betreffen, die nicht regelmäßig oder sehr selten gemacht werden, fiel die Antwort stets gleich aus: „Das habe ich dir doch schon mal erklärt."

Begleitet von diesem strahlenden, leicht mitleidigen Lächeln in ihren schönen braunen Augen.

Also versuchte ich, allein die Antworten zu finden, die ich für meinen Job brauchte. Das war zwar sehr mühsam und kostete Zeit in Form von noch mehr Überstunden, doch arbeitete ich mich nach und nach immer besser in meinen Zuständigkeitsbereich ein.

Eine Entwicklung, die Frau Tück argwöhnisch beäugt haben muss. Als dann auch noch die ersten positiven Resonanzen von anderen Abteilungen oder gar Vertretern und Kunden kamen, wurde das zu viel für sie.

Wie ich erst viel später erfuhr, wackelte sie fortan mit ihrer „Erfrischungsgehilfin", nämlich der gemeinsamen Kollegin, zu unserem einfältigen Herrn Schwätzer, um Bericht über jeden noch so kleinen Fehler zu erstatten, den ich gemacht hatte.

Hier handelt es sich übrigens um eine gängige Praxis, die in den meisten Fällen zum Ziel führt.

Schön von hinten herum. Ohne dass der/die Betreffende es merkt.

Bei entsprechenden Vorgesetzten reicht so etwas dreimal in Folge und der anfänglich gute Ruf des neuen Mitarbeiters beginnt sich in Luft aufzulösen bzw. ins komplette Gegenteil umzukehren. Und je ignoranter der Vorgesetzte, desto leichter das Spiel.

Hier hatte das zur Folge, dass der, sobald in unserer Abteilung etwas schiefgelaufen war, in unser Büro stürzte und mit einem vorwurfsvollen Seitenblick auf mich fragte, wer denn nun wieder dafür verantwortlich sei. Meine beiden reizenden Kolleginnen und auch ich wussten, wen er im Verdacht hatte. Nicht eine von beiden machte sich die Mühe, die Sache richtigzustellen und zu erklären, dass ich damit rein gar nichts zu tun hatte. Stattdessen ließen sie die Frage lieber mit einem müden Schulterzucken unbeantwortet im Raume stehen. So konnte man die Situation wenigstens dahingehend nutzen, zumindest einen kleinen Zweifel an meiner Arbeit zu hinterlassen.

Frau Tück hatte übrigens die leicht geistesschwache Angewohnheit, ein kleines Liedchen anzustimmen, sobald ich mich wieder einmal vor unserem Vorgesetzten rechtfertigen musste. Ein klarer Fall von geistiger Umnachtung. Für diese Erkenntnis braucht man keine psychologische Ausbildung.

Sie saß dann in solch einem Fall immer besonders brav an ihrem Schreibtisch, offensichtlich in ihre Arbeit vertieft, und summte leise eine kleine Melodie.

Jedes Mal, wenn dieses Gesumme zu hören war, wurde mir klar, dass auch sie sich der Tragweite des Anschisses bewusst war.

Mir selbst war es von jeher zuwider, entweder zu petzen oder mich für Dinge zu verteidigen, für die ich nicht verantwortlich war. Ganz davon abgesehen ist das in einer derartigen Situation absolut sinnlos. Entscheidend ist, wie lange bereits im Verborgenen gegen einen gearbeitet wurde.

Und das tat sie.

Eine Tatsache, die mir regelmäßig von Kollegen – Frau Tück hatte unter gleichgestellten Mitarbeitern nicht unbedingt viele Freunde – zugetragen wurde und die mich verständlicherweise sehr belastete, zumal ich dagegen vollkommen machtlos war.

Jeder, der diese Situation kennt, weiß, dass hier bereits eine Phase erreicht worden war, in der nur noch ein Wunder helfen konnte. Wunder sind in so einem Fall aber absolut selten bis gar nicht vorhanden.

In der Verzweiflung, die sich mittlerweile in mir ausbreitete, vertraute ich mich der Sekretärin meines Vorgesetzten an. Übrigens eine sehr liebenswerte und absolut kompetente Kollegin, an der meine beiden Mitstreiterinnen grundsätzlich kein gutes Haar ließen. Die ließ durchblicken, dass ich wohl nicht die Erste sei, die den Intrigen der stets liebreizend lächelnden Frau Tück ausgeliefert war.

Meine Vorgängerin musste genau nach diesem Zeitraum, in dem ich mich gerade befand, das Handtuch geworfen haben.

Langsam dämmerte mir, was sich hinter dieser Geschichte in Wirklichkeit verbarg.

Kurze Zeit später fragte mich dann auch noch eine Kollegin aus einer anderen Abteilung auffallend beiläufig, wie es mir denn so gefalle. Ich wagte wieder eine Äußerung dahingehend, was sich meines Erachtens in unserer Abteilung abspielte.

Daraufhin erzählte sie mir, dass sie den Job vor meiner Zeit schon einmal von unserem Vorgesetzten angeboten bekommen habe. Sie hatte seinerzeit dankend abgelehnt, ihm gegenüber jedoch für sich behalten, dass allein wegen Tück kein weibliches Wesen im Unternehmen freiwillig da hinwollte.

Wer so etwas selbst einmal erlebt hat, wird verstehen, dass mich diese Worte keineswegs beruhigen konnten. Einerseits ist es ja ganz tröstlich, dass es noch andere gibt, denen man solche Fälle nicht erklären muss, weil sie von selbst sehen, was da geschieht. Aber helfen können die einem letztendlich nicht.

Überhaupt, die ganze Sache nahm mittlerweile Form an.

Frau Tück hatte mir demonstrativ die eine oder andere Arbeit wieder abgenommen. Vorübergehend, wie sie sagte, weil ich offensichtlich etwas überfordert sei. Dabei immer dieses verfluchte, triumphierende Lächeln aufgesetzt.

Ganz davon abgesehen, nutzte mir ihre „Unterstützung", wie das unser einfältiger Vorgesetzter süffisant nannte, herzlich wenig.

Ich baute nach wie vor unzählige Überstunden auf. Aus dem Lohnbüro erreichte mich mittlerweile mehrfach die Woche die Aufforderung, diese unbedingt zu reduzieren.

Nur, wie sollte das gehen? Für mich war nämlich immer noch ausreichend Arbeit vorhanden.

Frau Tück setzte zudem noch „einen drauf", indem sie mir die Aufgaben, die sie mir zunächst abgenommen hatte, urplötzlich wieder zurückgab.

Dabei reizenderweise darauf hinweisend, dass ich nicht vergessen solle, neue Ordner anzulegen oder das Ablagekörbchen unserer Abteilung mal wieder zu leeren.

Diese „niederen" Tätigkeiten fielen ebenfalls nicht in ihr Ressort. Was allerdings nicht daran liegen konnte, dass sie völlig überlastet war. Denn nach wie vor verließ sie pünktlich zu Feierabend das Büro. Selbstverständlich nie, ohne mir beim Hinausgehen ihr strahlendstes Lächeln zu schenken und einen schönen Feierabend zu wünschen.

Eines Tages entschloss ich mich, da mir die Arbeit völlig über den Kopf gewachsen war, an einem bevorstehenden Feiertag zu arbeiten. Ich bat also einen zuständigen Kollegen, mir den Universalschlüssel auszuhändigen.

Der willigte ein und sagte mir zu, diesen nach Feierabend an mich weiterzuleiten.

Meine beiden reizenden Mitstreiterinnen informierte ich darüber. Unseren Vorgesetzten nicht.

Als ich nach Feierabend den Schlüssel holen wollte, sagte mir besagter Mitarbeiter, dass er den doch nicht abgeben könne, da er anderweitig gebraucht würde. Gleichzeitig lud er mich ein, an besagtem Feiertag doch einfach mit ihm frühstücken zu gehen. Leicht irritiert willigte ich ein.

Was er mir dann bei dem Frühstück voll schlechten Gewissens mitteilte, ließ mir dieses buchstäblich im Halse stecken bleiben.

Meiner lieben Frau Tück hatte dieser meinerseits freiwillig geplante Arbeitseinsatz überhaupt nicht gepasst.

Ihre Erfrischungsgehilfin hatte deshalb heimlich beim Schlüssel-Ausgeber angerufen und ihn gebeten, mir den Schlüssel nicht zu geben. Ich wäre so überarbeitet und bräuchte dringend zwei Tage zum Ausspannen.

Mein überrumpelter Kollege war so perplex, dass er sich überreden ließ.

Hier zeigte sich zum wiederholten Mal, dass Leute wie Tück unter anderem von Leuten leben, die sich für die Ausführung der Drecksarbeit nicht zu schade sind.

Es wird immer irgendwelche Frauen dieser Sorte unter weiblichen Kolleginnen geben. Aber die können auch nur existieren, solange sie von tatkräftigen Helfern oder Vorgesetzten unterstützt werden.

Erschwerend kam die Haltung Herrn Schwätzers hinzu, dem ich dann am Montag darauf den Vorfall schilderte.

Der befragte meine Kolleginnen zu dem Fall und teilte mir anschließend mit, dass die beiden es wirklich nur gut mit mir gemeint hätten und ich wohl leicht unter Verfolgungswahn litte.

Mit dieser saudämlichen Antwort, die so ausgezeichnet zu dem passte, wurde mir schlagartig klar, dass ab jetzt die Dinge unaufhaltsam ihren Lauf nehmen würden.

Auch hier sieht man, wie gut so etwas funktioniert, wenn man den passenden oberflächlichen Charakter an seiner Seite findet. Gerade solche Führungskräfte machen durch ihre passive und dickfellige Haltung vieles erst möglich.

Wie gesagt, Frau Tück sowie ihre hilfsbereite Kollegin waren durchaus erstklassige Kräfte. Ein derartiges Verhalten hätten sie schon aufgrund dieser Tatsache nicht nötig gehabt.

Mir fiel auch immer wieder auf, wie nett und hilfsbereit sich die Erfrischungsgehilfin mir gegenüber verhielt, sobald die Wurzel meines Übels entweder in Urlaub oder sonst wie nicht im Hause war.

Und ich hätte regelmäßig die Wände hochgehen können, wenn ich erlebte, wie Frau Tück gerade *die* Mitarbeiter und Mitarbeiterinnen, die sich im Laufe der Jahre ein gewisses Ansehen bzw. eine entsprechende Position in dem Unternehmen erarbeitet hatten, stets mit ihrer strahlenden Freundlichkeit erfolgreich beglückte.

Ach, dieses wunderschöne, hilfsbereite und dabei so kompetente Persönchen! Hatte sie doch für jeden ein freundliches Wort übrig.

Zugegeben, es war schon beeindruckend, wenn sie ihr perlendes Lachen anstimmte und dabei ihre dunkle Lockenmähne in den Nacken warf.

Aber von wegen *Freundlichkeit löst Schwierigkeiten!*

Der heilige Vincent, von dem dieser Ausspruch stammt, kannte eindeutig Frau Tück nicht. Wenn die freundlich wurde, fingen die Schwierigkeiten erst richtig an.

Wie ich nach und nach durch andere Kolleginnen und selbst Kollegen erfuhr, war ich bei Weitem nicht die Einzige, die sie hätte erwürgen können.

Getan hat es letztendlich niemand.

Irgendwann, ich muss ungefähr zehn Monate in dem Unternehmen tätig gewesen sein, bat mich Herr Schwätzer dann auch zu einem dieser in der Arbeitswelt berüchtigten Gespräche unter vier Augen, die in Fällen wie diesem oftmals das vorgezogene Aus einläuten.

Nachdem er die Gunst der Stunde wieder mal genutzt hatte, um zu unterstreichen, was für ein toller Kerl er sei, gab er mir zu verstehen, dass sich meine Arbeitsweise drastisch verbessern müsse. Sinnigerweise im selben Atemzug darauf hinweisend, dass er mehrfach vom Lohnbüro Meldung bezüglich meiner hohen Überstundenzahl erhalten habe, die ich unbedingt reduzieren müsse.

Dass Frau Tück kaum welche bis gar keine hatte, schien der entweder nicht zu wissen oder nicht wissen zu wollen.

Was sich gleich wenige Wochen nach Eintritt in das Unternehmen als flaues Gefühl im Magen geäußert hatte, entpuppte sich mittlerweile als nicht zu überbietende Katastrophe.

Irgendwann hatte ich es aufgegeben, gegen die viele Arbeit und meine daraus resultierenden Überstunden anzukämpfen. Als Dank dafür bekam ich hier und da noch mehr aufs Auge gedrückt. Vereinzelt auch durch Herrn Schwätzer.

Die Belastung durch diesen unsäglichen Arbeitsplatz hatte sich längst auf mein Privatleben ausgewirkt. Es gab keine Minute mehr, in der ich nicht darüber nachdachte.

Unruhig schlief ich jeden Abend mit dem Gedanken ein und hoffte, dass es nicht so schnell morgen werden würde.

Voller Angst auf den vor mir liegenden Arbeitstag blickend.

Ich zog mich von Freunden und Bekannten zurück, trieb keinen Sport mehr und hatte nebst jeglichem Interesse an Büchern, Kino und sonstiger Freizeitgestaltung ganz nebenbei einige Kilos an Gewicht verloren.

Die beiden jeweils einwöchigen Urlaube, die ich mir zwischendurch gegönnt hatte, waren auch völlig sinnlos gewesen.

Vor Reiseantritt musste ich tagelang von früh bis spät rackern, damit bloß keine Arbeit liegen blieb. Tück ließ dabei keine Gelegenheit ungenutzt, mich mahnend darauf hinzuweisen, dass ich unbedingt meinen Schreibtisch leer bekommen müsse.

Ganz davon abgesehen, war ich auch nicht sonderlich scharf darauf, ihr irgendwelche Arbeiten zu überlassen. Die hätte die Gunst der Stunde eh nur dahingehend genutzt, um zum „Einfältigen" zu rennen und dem irgendwelche Fehler meinerseits unter die Nase zu reiben.

Als ich aus beiden Urlauben zurückkam, in denen ich übrigens an nichts anderes als an die Arbeit gedacht hatte, drohte mein Arbeitsplatz jedes Mal unter dem Gewicht der unerledigten Vorgänge zusammenzubrechen. Frau Tück lächelte mich immer besonders lieblich an, wenn sie mir bei dieser Gelegenheit unter die Nase rieb, was sie davon für mich bereits alles erledigt habe. Also rackerte ich genauso lange wie vorher, damit das Holz des Schreibtisches wieder einigermaßen sichtbar wurde.

Von Erholung nicht die Spur.

Was treibt Frauen wie die eigentlich zu solchen Spielchen?

Es gibt reichlich Untersuchungen zu diesem Thema und entsprechend viele Theorien.

Doch egal, zu welchen Ergebnissen diese führen. Der zumeist einzige Trost für die Betroffenen liegt lediglich in dem Wissen, dass Frau nicht allein ist.

Bei Weitem nicht.

Nur, wer einmal erlebt hat, wie sich so etwas anfühlt, dem sind die Ergebnisse derartiger Studien schlichtweg egal. Das Warum interessiert auch nicht wirklich.

Aber den letzten Rest gibt einem die Aussage findiger Leute, die allen Ernstes behaupten, dass man derartige Probleme am Arbeitsplatz wohl selbst produziert habe.

Meine persönliche Theorie zu diesem Thema lautet so, dass Kameradenschweine wie Tück mit einem schweren psychischen und völlig irreparablen Schaden behaftet sind, gegen den man nichts auszurichten vermag.

Tück duldete eben niemanden an ihrer Seite. Weder meine Vorgängerin noch mich.

Und genau aus diesem Grund habe auch ich nach anderthalb Jahren das Handtuch geworfen. In etwa ein Dreivierteljahr später als meine seinerzeit traurig dreinblickende Vorgängerin. Meine beiden Nachfolgerinnen haben es, wie ich hörte, nicht so lange ausgehalten.

Jedenfalls, was meine Person anbelangte, hatten die unterschwelligen Tyranneien, wie Sie sich sicherlich denken können, kein Ende genommen. Nach wie vor wurde ich mit Arbeit halb totgeschmissen und von morgens bis abends auf das Heftigste kritisiert, verbunden mit diesem scheißfreundlichen, „tückischen" Dauergrinsen.

Was mich mittlerweile so verunsicherte oder gar verängstigte, dass ich allein dadurch immer ungenauer arbeitete. Selbst bei Arbeitsschritten, die ich längst beherrschte und regelmäßig machte.

Glücklicherweise war ich zum damaligen Zeitpunkt noch jung genug, um problemlos einen neuen Job zu bekommen.

Auch der war interessant und abwechslungsreich. Doch das Wichtigste war, dass ich endlich wieder von guten Vorgesetzten und tollen Kolleginnen bzw. Kollegen umgeben war.

Wie anfänglich in diesem Kapitel geschildert, hatte ich zunächst große Schwierigkeiten, wieder völlig vorurteilsfrei und ohne jegliches Misstrauen auf mein berufliches Umfeld zuzugehen.

Im Laufe von sechs Arbeitsjahren, die ich dann letztendlich an diesem Nach-Tück-Arbeitsplatz tätig war, haben sich jedoch viele innige Freundschaften entwickelt, die bis heute Bestand haben.

Was war das plötzlich für ein herrlich befreiendes Gefühl, wieder pfeifend zur Arbeit fahren zu können! Voller

Freude und Tatendrang. Ohne angstvollen Blick auf den vor einem liegenden Arbeitstag und das daraus resultierende ungute Gefühl in der Magengegend, das sich einfach nicht mehr hatte abstellen lassen.

Nach verrichtetem Tagwerk konnte man endlich wieder abschalten. Mir wurde nach kürzester Zeit beim neuen Arbeitgeber klar, was ich in den anderthalb Jahren alles versäumt hatte.

Ich trieb wieder regelmäßig Sport, las meine ehemals heißgeliebten Bücher, ging mit Freunden ins Kino oder verabredete mich mit netten Leuten zum Kochen.

Kurzum, ich hatte wieder Spaß am Berufs- und folglich auch am Privatleben.

Freie Tage oder der Jahresurlaub waren auf einmal gänzlich frei von jedweden Belastungen aus Richtung Arbeitgeber bzw. aus dem kollegialen Umfeld.

Mit der ollen Tück als Kollegin war kein Urlaubstag vergangen, an dem ich nicht an sie gedacht hatte. Mich ständig fragend, was die denn während meiner Abwesenheit wohl wieder ausheckt, um mich auf jedwede Art bei unserem Vorgesetzten, dem werten Herrn Schwätzer, in Misskredit zu bringen. Und das mit ihrem herzerfrischenden und saublöden Zahnpasta-Grinsen.

Natürlich fand ich auch beim neuen Arbeitgeber immer einen vollen Schreibtisch vor, wenn ich aus dem Urlaub kam. Was mich keineswegs störte. Freute ich mich doch auf die Kollegen und erhielt auch regelmäßig die Anerkennung meiner Vorgesetzten.

Innerhalb weniger Wochen hatte ich drei Kilo zugenommen.

Ich fühlte mich wie neugeboren.

Zum ersten Mal in meinem damals jungen Leben merkte ich, dass berufliches und privates Wohlbefinden doch enger miteinander verbunden sind, als im Allgemeinen angenommen.

Und dass dieses Wohlbefinden nicht ausschließlich von der Art des Jobs abhängt, sondern in erster Linie von denen, die ihn mit uns teilen.

Das Schönste war jedoch, endlich wieder abends entspannt einschlafen zu können. Ohne jegliche Grübeleien. Wie wohltuend, nachts nicht mehr ständig wach zu werden!

Und das vor lauter Angst vorm nächsten Arbeitstag.

Wie angenehm, kurz vorm Einschlafen noch mal voller Wohlwollen auf den vergangenen Tag zurückblicken und sich dabei auf den kommenden aufrichtig freuen zu können!

Ohne den dummen Schwätzer.

Ohne Erfrischungsgehilfin.

Und vor allem ohne Tück.

Vor einigen Jahren hörte ich, dass sie es beruflich sehr weit gebracht haben muss. Irgendwo, in einem anderen Unternehmen.

Man munkelt, dass ihr auch dort die eine oder andere weibliche Konkurrentin zum Opfer gefallen sei. Worauf ich allerdings auch von allein gekommen wäre.

Ihren Kinderwunsch, aus dem sie übrigens nie einen Hehl gemacht hatte, soll sie einem ebenfalls sehr ehrgeizigen Lebenspartner sowie der eigenen Karriere geopfert haben.

Möge sie dabei glücklich werden!

Den Arbeitnehmerinnen, deren Weg sie jemals gekreuzt hat, bleibt zu wünschen, dass sie noch glücklicher geworden sind und dass sie sich vom Zusammentreffen mit dieser Pissnelke vollständig erholt haben.

Vor allem aber, dass sie ihr nie wieder im Leben begegnen.

Weder ihr noch ihren überfreundlichen weiblichen Artgenossinnen.

Herr Laber – der Rhetoriker

Keine Frage, Herr Laber war ein Meister des großen Auftritts.

Er verfügte über die imposante Fähigkeit, ganze Festsäle mit seinen Späßen zu unterhalten. Außenstehende genossen seine lockeren Sprüche sowie sein legeres Auftreten. In seiner Gegenwart wurde es nie langweilig. Wenn es auf Firmenveranstaltungen mal wieder etwas eintönig zuging, suchte man gern seine Nähe, da in seinem Dunstkreis wenigstens der Spaßfaktor gesichert war.

Sein Humor war legendär. Und wirklich gut. Wenn der richtig in Fahrt kam und sein kollegiales Umfeld mit Anekdoten aus dem Berufsleben erheiterte, hielten sich die Anwesenden vor Lachen die Bäuche.

Mann, konnte der reden! Wie das sprichwörtliche Buch.

Sein etwas lautes und leicht grob gestrickt wirkendes Auftreten ließ ihn keineswegs unsympathisch rüberkommen. Er vermittelte einen offenen und ehrlichen Eindruck, schien zu seinen Schwächen zu stehen und versprühte einen gewissen bodenständigen Charme.

Ein feiner Kerl, der sich offensichtlich selbst nicht so wichtig nahm.

Herr Laber hatte die Leitung einer recht großen Abteilung übernommen.

Auch die ihm unterstellten Mitarbeiter hatten sein lockeres Gemüt anfänglich als sehr angenehm empfunden, unterschied er sich doch so von diesen Spinnern, die ständig mit der eigenen Wichtigkeit beschäftigt waren.

Die, deren teure Krawatten offenbar viel zu eng geschnürt sind, was ja bekanntlich die Sauerstoffzufuhr zum Gehirn sehr stark beeinträchtigt.

Laber trug erst gar keine. Nur, wenn es unbedingt nottat. Das heißt zu offiziellen Terminen oder in Gegenwart der Geschäftsführung.

Nach etwa einem halben Jahr unter seiner Leitung wurde durch besagte Abteilung aber immer deutlicher Kritik an ihm laut. Hier eine abfällige Bemerkung über seinen Kleidungsstil, dort ein genervtes Augenverdrehen, sobald er eine Anweisung von sich gab, und nicht zuletzt die klassische üble Nachrede, sobald er den Raum verließ.

Auch die Sekretärin, die für ihn arbeitete, schien nicht sonderlich gut auf ihn zu sprechen. Das heißt nicht immer was, doch sollte man nie das menschliche und fachliche Einschätzungsvermögen dieser Sorte Mitarbeiterinnen über den eigenen Vorgesetzten unterschätzen.

Er für seinen Teil machte ebenfalls keinen Hehl daraus, dass er von der Dame nichts hielt.

Was dabei sehr unangenehm auffiel, war die Art und Weise, in der er sich stets über die Untergebene ausließ.

Sprüche wie „Die taugt nichts", „Die kann nichts", „Die ist zu blöde" waren an der Tagesordnung. Und zwar vor jedem.

Hier fand eindeutig ein massiver Angriff unterhalb der Gürtellinie statt. Fernab jeglicher konstruktiver Kritik.

Mitarbeiter, die nicht zu seiner Abteilung gehörten, dachten sich aber nichts weiter dabei, zumal man sowohl ihn als auch seine Sekretärin ganz nett fand.

Hier schienen einfach unüberbrückbare Differenzen zu bestehen. Ein klarer Fall von Gegenseitigkeit, der im Arbeitsalltag nun mal überall vorkommen kann.

Irgendwann sickerte im Unternehmen durch, dass besagte Sekretärin gekündigt hatte. Resultierend aus einer extrem schlechten Beurteilung ihrer beruflichen Leistungen durch Herrn Laber.

Und als Retourkutsche erfuhr die Allgemeinheit zum ersten Mal, was sich dort hinter den Kulissen abgespielt hatte.

Demnach muss dessen Leitung und Führung vornehmlich aus Kaffee-Schnorren und Zigarettenpausen bestanden haben. Sämtliche firmeninterne Vorgänge beherrschte er wohl ebenfalls nicht.

Die Kollegen hörten mit Erstaunen, dass Laber, sofern er denn mal in seinem Büro hockte, ständig irgendwelche Mitarbeiter zu sich zitierte. Und zwar für Fragen, deren Antworten er nach mittlerweile einjähriger Betriebszugehörigkeit – und das in leitender Funktion – eigentlich hätte selbst kennen sollen.

In Windeseile hatten die Untergebenen dann zu ihm zu stürzen. Egal wie wichtig deren eigene Arbeit war, die stets dabei liegen blieb.

Bereits für das Versenden einer E-Mail mit angehängter Datei oder zwecks Erstellung einer simplen Excel-Tabelle wurde der, den es gerade traf, freundlich, aber bestimmt vor Labers PC gepflanzt.

Vom Herunterladen unternehmenseinheitlicher Formulare, womit der völlig überfordert war, gar nicht zu reden.

Mit einem fröhlichen: „Machen Sie das mal eben fertig!", entschwand er zumeist und war pfiffig genug, das sich dadurch für ihn öffnende Zeitfenster für eine ausgedehnte Zigaretten- und Kaffeepause zu nutzen.

Effektives Zeitmanagement sozusagen.

Und wer gut delegieren kann, hat sich das eine oder andere Päuschen schließlich aufrichtig verdient.

Begegnete er dann auf dem Weg zum Raucherzimmer zufällig seinem Chef, verwickelte er diesen kurzerhand in ein Gespräch, ohne zu erwähnen, dass gerade ein unterstellter Mitarbeiter seine Arbeit tat.

Überhaupt haben Vorgesetzte wie Herr Laber die zwar sehr unliebsame, allerdings auch – zugegeben – recht pfiffige Fähigkeit, all das, was sie selbst an gestellten Aufgaben nicht auf die Reihe kriegen, einfach an ihre Untergebenen zu delegieren.

Damit erspart man sich erst einmal die Arbeit und für den Fall, dass etwas schiefgelaufen ist, haben die Untergebenen die Konsequenzen zu tragen.

Wie praktisch!

Obwohl man Laber anfänglich als feinen und kompetenten Kerl eingestuft hatte, fand es irgendwann keiner mehr verwunderlich, dass er auf diese Art innerhalb kurzer Zeit ein komplettes Team gegen sich aufgebracht hatte. Nicht einer seiner völlig verärgerten Mitarbeiter stand mehr hinter ihm.

Ob außer dem kollegialen Umfeld auch die Unternehmensleitung von diesem schlampigen Führungsstil Wind bekommen hatte, ist nicht bekannt.

Jedenfalls entzog man ihm die Leitung seiner alten Abteilung und er bekam aus „internen Gründen" eine neue, nebst neuem Vorgesetzten für ihn selbst.

Die neue Abteilung bestand zwar lediglich aus drei Leuten.

Doch sei's drum. Abteilungsleiter bleibt Abteilungsleiter.

Der neue Vorgesetzte des Herrn Laber war das komplette Gegenteil von diesem. Sehr korrekt, zurückhaltend und eher bescheiden im Auftreten. Ein glatter Glücksgriff.

Das Unterstützungsangebot des redegewandten und selbstbewusst auftretenden Herrn Laber: „Verlassen Sie sich ganz auf mich!", nahm er verständlicherweise dankend an.

Zu Labers eigener Unterstützung wurde diesem eine neue Assistentin zugewiesen, die erheblich älter war als er und deshalb überaus dankbar, wider Erwarten doch noch einen Job bekommen zu haben. Sehr von Vorteil war hier, dass diese ausschließlich für ihn zu arbeiten hatte und im Gegensatz zu Laber, sämtliche für ihre und seine Arbeit relevanten Betriebsabläufe kannte.

Ein weiterer Glücksgriff also.

Ein zusätzlicher Pluspunkt bestand darin, dass die Dame bestens mit einem Computer umzugehen verstand und wusste, was man für dolle Sachen damit machen kann. Trotz ihres Alters, übrigens (dieser Hinweis gilt den jüngeren Arbeitnehmern dieser Welt).

Er machte sich auch diese Tatsache eifrigst zu Nutze, indem er ihr sämtliche Arbeiten, zu denen er weder „zeitlich" noch fachlich befähigt war, übertrug.

Dazu gehörten natürlich alle Aufgaben, die am PC erledigt werden mussten und seine Kenntnisse, die sich lediglich auf das Schreiben von simplen E-Mails - ob nun beruflicher oder privater Natur - beschränkten, überstiegen.

Die Mitarbeiterin ging voller Vorfreude und mit Feuereifer ans Werk. Ohne zu ahnen, was auf sie zukommen sollte.

Wie von Herrn Laber geheißen, sprach sie unter anderem telefonisch Termine für ihn ab und bereitete dazu jeweils entsprechende Unterlagen vor.

Der Ärger begann, als er diese immer öfter absagte, weil entweder er zum Arzt musste, sein Hund zum Arzt musste oder er sein Kind zur Schule zu fahren hatte.

Völlig verschlafen rief er dann morgens seine Assistentin an und bat sie, den Besuch bei Firma X, Y oder Z zu verschieben.

Solche Dinge können schon mal passieren. Doch treten sie zu häufig auf und ausgerechnet dann, wenn man beispielsweise am Abend zuvor das heimatliche Schützenfest aufgesucht hat, um sich dort kräftig einen zu kümmeln, verlieren sie irgendwann an Glaubwürdigkeit.

Laber interessierte nicht im Geringsten, wie viel Zeit die Assistentin oft investiert hatte, um überhaupt einen Termin für ihn zu bekommen. Manchmal Wochen vorher.

Nicht selten kam es vor, dass er sie anwies, ihn ab einer bestimmten Uhrzeit nicht mehr anzurufen, da der Besuch bei Firma Y sicherlich länger dauern und er im Anschluss direkt heimfahren werde. Er untermalte solche Anweisungen gerne mit der Bemerkung, dass er wohl wieder vor zwanzig Uhr nicht zu Hause wäre ...

Dieses Gehabe legte er übrigens auch gern bei seinem neuen Chef an den Tag. Da der auch noch recht leicht davon zu überzeugen war, dass sämtliche Besuche, die Herr Laber so absolvierte, von großem wirtschaftlichen Erfolg gekrönt seien, beeindruckte ihn dieser angebliche Arbeitseinsatz schon sehr.

Dass die Geschäfte, von denen Labers kleine Abteilung lebte, nicht unbedingt durch dessen Gelaber, sondern vornehmlich durch dessen Vorgänger getätigt worden waren, nahm er irgendwie nie ganz zur Kenntnis. Wenn Laber von einem wichtigen Termin kam, wurde das Gespräch einfach entsprechend ausgeschmückt.

Deshalb machte der auch einen Fehler, den viele Weisungsbefugte tagtäglich begehen.

Sie rechnen eiskalt mit der Dummheit ihrer Untergebenen.

Und selbst wenn der Vorgesetzte des Herrn Laber etwas blauäugig war, die Assistentin war es keineswegs.

Die testete nämlich schon mal stichprobenweise, wie lange die jeweiligen Besuche denn wirklich gedauert hatten.

Sie rief zu diesem Zweck bei entsprechender Firma an, verwickelte die zuständige Person in ein kurzes Gespräch und erfuhr häufig, dass er entweder nur bis sechzehn Uhr anstatt der angemeldeten zwanzig Uhr unterwegs gewesen sein konnte; oder stellenweise vom Auto aus den Termin

141

beim Kunden direkt abgesagt hatte, weil sein vorheriger Besuch einfach zu viel Zeit in Anspruch genommen habe.

Zugegeben, wenn Herr Laber nicht gerade unterwegs war, verließ er wirklich recht spät seinen Arbeitsplatz.

Es ist schon beachtlich, wie lang so ein Tag sein kann, der vorwiegend mit Zigarettenpausen, Kaffeepausen, Toilettenpausen und anderen Pausen angefüllt ist.

Er telefonierte aber auch recht viel. Hierbei handelte es sich allerdings nicht immer um Dienstgespräche. Nur, wer einen solch langen Arbeitstag hat, der muss das eine oder andere private Telefonat halt zwischendurch führen.

Diese Tätigkeit wurde vorzugsweise in den Morgenstunden erledigt. Da konnte es schon mal vorkommen, dass sich so mancher Vormittag in der leb- und dauerhaften Kommunikation mit diversen Banken, Behörden, Baumärkten, „Geiz-ist-toll"-Geschäften oder den Lehrern seiner Tochter verlor.

Einen kleinen Untergebenen könnte so etwas durchaus Kopf und Kragen kosten. Auch wenn er solche Gespräche – im Gegensatz zu Herrn Laber – selbst bezahlt.

Doch wer mit so viel Inbrunst und Hingabe seinem Unternehmen dient, wie er es tat, der muss solche Dinge halt während seiner Dienstzeit regeln.

Es gibt sicherlich Arbeitsplätze, deren zeitliche Beanspruchung der Mitarbeiter eine gewisse Toleranz gegenüber der Erledigung privater Dinge erfordert.

Nur gehörte der des Herrn Laber definitiv nicht dazu.

Apropos Geiz ist toll.

Diese Philosophie hatte er ganz tief verinnerlicht.

Ob es nun galt, Kaffee bei Untergebenen zu schnorren, den IT-Spezialisten des Hauses zu nötigen, doch mal eben Töchterchens PC wieder in Schwung zu bringen, oder eben einfach zu Weihnachten diverse Geschenke bei Lieferanten abzustauben.

Hauptsache, es kostete wenig oder besser noch gar nichts.

So wurde dann auch mal ein ungeliebter Untergebener, den er häufig als Schwachkopf bezeichnete, damit betraut, diverse Musik auf Familie Labers heimischen Rechner zu laden. Und zwar auf eigene Kosten.

Ein weiteres Instrument zur Aufbesserung der heimischen Portokasse stellt für manche ganz klar die Spesenabrechnung dar. Diese gehörte zu den wenigen Arbeitsschritten, die Laber selbst erledigte. Und beherrschte.

In diesem Zusammenhang ereignete sich ein Vorfall, der so ausgezeichnet zu ihm passte und der erneut deutlich macht, dass Frechheit wirklich oftmals siegt.

Herr Laber musste zu einer dieser unliebsamen Firmen-Tagungen ins Ausland, bei denen laut seiner Aussage - ausnahmsweise einmal zutreffend - mehr geredet als gesagt wird.

Vor Reiseantritt holte er sich noch flugs von der Buchhaltung einen Vorschuss. Eine befugte Kollegin zahlte den gewünschten Betrag aus.

Aber nicht im Traume dachte er jemals daran, eine entsprechende Abrechnung dazu vorzulegen und eventuelles Restgeld zurückzuzahlen.

Im Gegenteil.

Die entstandenen Kosten gab er völlig unbehelligt bei der Spesenabrechnung an. Natürlich ohne den Vorschuss in Abzug zu bringen.

Wer Labers saloppe Denkweise über derartige „Lappalien" kannte, wusste auch, dass es nicht das Geringste genutzt hätte, wenn er durch die verantwortliche Dame darauf angesprochen worden wäre.

Und freiwillig kam von ihm in dieser Richtung rein gar nichts.

Nur hatte er die Rechnung ohne die firmeninterne Revision gemacht, die zu Beginn des neuen Jahres aktiv wurde.

Selbstverständlich fiel sofort auf, was hier passiert war.

Doch wozu war Herr Laber ein Meister des Wortes und zudem noch sehr innovativ? Zumindest, was das Herauslabern aus haarigen Situationen anbelangte.

So behauptete der einfach frech und dreist, seinerzeit das Geld an die für die Kasse verantwortliche Kollegin zurückgezahlt zu haben. Es sei schließlich nicht sein Fehler, wenn das Geld nicht den Weg zurück in die Kasse gefunden habe.

Leider konnte die besagte Kollegin nur auf privaten Umwegen dazu befragt werden, denn sie hatte vor längerer Zeit das Unternehmen verlassen.

Einige Mitarbeiter, die genauestens wussten, dass bei ihr niemals das Geld angekommen war, ermutigten Laber, sie doch einfach mal anzurufen, um sie dazu zu befragen.

Der war allerdings gescheit genug, das tunlichst zu unterlassen. Und so wahr dieses kleine Buch über nicht immer ganz ehrenwerte leitende Mitarbeiter entstanden ist, so wahr ist, dass er dieses Geld niemals zurückgegeben hat.

Die Zeit, die Herr Laber im Büro verbrachte, war ausgefüllt mit allem. Nur nicht immer mit sinnvoller Arbeit.

Es hatte sich also nichts geändert.

Nach wie vor erledigte er unbehelligt seine privaten Telefonate, manchmal auch seine private Korrespondenz.

Zumindest dann war es eine Freude, miterleben zu dürfen, wie beherzt und fröhlich er dabei in die Tasten haute.

Immer einen lustigen Scherz auf den Lippen.

Angereichert mit der einen oder anderen Zigaretten- oder/und Kaffeepause.

Apropos Kaffee.

Herrn Laber wurde es zusehends lästiger, für seinen unstillbaren Kaffee-Durst eine Etage höher gehen zu müssen.

Das Problem bedurfte einer unverzüglichen Lösungsfindung. Warum unnütz Arbeitszeit mit Treppauf-treppab-Laufen vergeuden?

Auf seiner Etage gab es nur eine Dame, die für ihn die völlig unzumutbare Arbeit des Kaffee-Kochens hätte erledigen können, sich jedoch strikt weigerte, ihm auf Zuruf eine frische Kanne vor die Nase zu stellen. Womöglich noch, wenn er gerade mal wieder telefonisch mit irgendeinem Baumarkt kommunizierte.

Das war nämlich seine Assistentin.

Zum Glück. Zumindest für ihn.

Er bat sie also zu einem Gespräch in sein Büro. Nach dem Austausch einiger geschäftlicher Informationen kam er ziemlich schnell zur Sache und teilte ihr zum wiederholten Mal mit, dass er die regelmäßige Versorgung mit frischem Kaffee wünsche.

Klar, wer solche un-„wirtlichen" Arbeitszeiten hatte, konnte natürlich derlei Bewirtung einfordern.

Die wackere Frau weigerte sich erneut mit der Argumentation, dass sie selbst keinen Kaffee trinke. Verständlicherweise hatte sie keinerlei Einsehen, dass ihre Assistenztätigkeit auf das Kochen unzähliger Kannen Kaffee reduziert werden sollte.

Und wer Herrn Labers Konsum kannte, konnte sich durchaus vorstellen, zu welcher tagfüllenden Aufgabe das führen würde. Vor allem, weil er dann nur noch mit dem Finger zu schnipsen brauchte.

Selbstverständlich schloss die Weigerung der Mitarbeiterin die Bewirtung von Gästen und Besuchern aus.

Ein, wie ich finde, durchaus nachvollziehbares Verhalten.

Herr Laber sah das wie erwartet ganz anders. Er war in höchstem Maß darüber erbost und wer ihn kannte, wusste, dass die Retourkutsche nicht lange auf sich warten lassen würde.

Diese folgte dann auch bereits zwei Tage später.

Und zwar in Form einer ellenlangen Beschwerdeliste über seine Assistentin.

Die legte er aber nicht ihr vor, sondern seinem Vorgesetzten. Sie hat übrigens bis heute nicht erfahren, dass es diese Liste gibt bzw. gab.

Das hochsensible Dokument jedenfalls enthielt jede Menge Punkte, wonach sich angeblich irgendwelche wichtigen Anrufer bereits mehrfach über ihre Unfreundlichkeit am Telefon beklagt hätten.

Da wurde angeführt, dass Kollegen mit der Zusammenarbeit nicht zufrieden seien, dass sie ihren Arbeitsplatz zu Feierabend ständig unaufgeräumt hinterlasse, dass sie hinter Labers Rücken abfällige Bemerkungen bei Kollegen über ihn mache, ihre Arbeitsweise unzureichend sei usw., usw.

Inmitten dieser Auflistung war dann wie zufällig ein Punkt eingearbeitet, wonach die Kollegin die „Ausführung büroüblicher Tätigkeiten wie unter anderem das Kaffee-Kochen" verweigere.

Da Herr Laber einen Vorgesetzten hatte, der ihm buchstäblich aus der Hand fraß, hätte dies böse Folgen für sie haben können.

Doch da ihn die Kaffee-Koch-Ablehnungs-Angelegenheit offensichtlich schwer mitgenommen hatte, machte er glücklicherweise auch vor anderen keinen Hehl aus der Erstellung dieser Liste, so dass ein mutiger Kollege davon erfuhr, der sich ebenfalls guter Verbindungen zu Labers Vorgesetztem erfreute.

Einzig und allein diesem Kollegen war es zu verdanken, dass ein Gespräch, dessen Ausgang allen klar sein musste, in letzter Sekunde abgewendet wurde.

Aber Herr Laber gab nicht so einfach auf.

Die resolute Weigerung der Untergebenen, seinen Kaffee zu kochen, führte dazu, dass er wieder eine Etage hinaufsteigen musste.

Statt des Kaffees kochte nun sein Blut.

Fortan ließ er keine Gelegenheit aus, die arme Frau nach allen Regeln der Kunst unmöglich zu machen. Dabei stets durch die Blume auf ihr Alter anspielend. So als sei sie deswegen für ihren Job völlig überfordert.

Richtig in Fahrt kam er, sobald sich sein Vorgesetzter in unmittelbarer Nähe befand. Dann rief er seine Untergebene schon mal zu sich und fragte sie – offensichtlich schwer verärgert – nach dem Verbleib irgendwelcher Unterlagen, die angeblich nicht mehr aufzufinden waren.

Wenn man als Mitarbeiter diese nicht gerade auf seinem Schreibtisch hat, kann man natürlich ad hoc keine Antwort darauf geben.

Das wusste Herr Laber auch.

Doch dem war wichtig, dass die gestellte Frage unbeantwortet im Raum stehen blieb. Zumindest solange der Chef anwesend war. Die richtige Antwort, die er meistens darauf erhielt, bekam der nie mit.

So behauptete Laber ebenfalls immer wieder gerne in dessen Gegenwart, ihr gänzlich andere Anweisungen gegeben zu haben als die, die sie ausgeführt hätte.

Es ist unheimlich leicht, jemanden auf diese Art in Misskredit zu bringen. Denn ein Gegenbeweis für die gemachten Äußerungen ist nicht so schnell zu erbringen wie derartig daherge„laberte" Unterstellungen.

Folglich verlässt der Dritte den Raum immer mit einem leichten Stirnrunzeln, was die Arbeitsqualität des Beschuldigten angeht.

Geht es unserer Wirtschaft eigentlich aufgrund von Strategen wie u. a. Herrn Laber so schlecht?

Wenn man bedenkt, was bei einer solchen Arbeitsweise eines leitenden Angestellten unterm Strich an Gehalt herauskommt.

Denken Sie mal nach!

Ist Ihnen in Ihrem Leben nicht auch schon mal irgendwer über Ihren Berufsweg gelaufen, bei dem Sie bis heute nicht verstanden haben, wie derjenige sich so lange und so fest auf einem Führungsposten halten konnte?

Jemand, den man aus der Ferne beobachtet und bei dem man sich kopfschüttelnd fragt, wie der es jeden Tag aufs Neue schafft, die eigene Faulheit, Unwissenheit oder überhaupt komplette Inkompetenz so zu verwandeln, dass es beim Arbeitgeber als das genaue Gegenteil ankommt.

Wenn dieser dann auch noch mit etwas Blindheit geschlagen ist, wie das bei Labers Chef leider der Fall war, ist das Ganze gar kein Problem.

Und diese Konvertierung der Ist-Situation in die Muss-Sein-Situation ist ein durchaus tagfüllendes, im Hochsommer manchmal sogar schweißtreibendes Programm.

Oft bis in den späten Abend hinein.

Wir Nicht-leitenden-Angestellten sind nicht völlig verblödet und haben im Gegensatz zu manchen Vor-Vorgesetzten Augen im Kopf. Gerade bei den in diesem Buch geschilderten Fällen nutzt uns das zwar wenig, weil wir eben nicht die entsprechenden Verbindungen haben. Doch das wiederum heißt nicht, dass gewisse Unzulänglichkeiten für uns unsichtbar sind.

Die Antwort ist die gleiche wie in fast allen anderen Kapiteln. Ohne passenden Vorgesetzten geht gar nix.

Labers Chance hatte beispielsweise im leicht fragilen Nervenkostüm seines eigenen Vorgesetzten gelegen, der zudem nicht die Zeit hatte, dessen Arbeitsweise genauer unter die Lupe zu nehmen. Die Nummer „Ich mach' das schon", „Ich kümmere mich" ist oft Balsam für die verwundete Seele eines zeitlich extrem beanspruchten Chefs.

Wie in allen anderen hier geschilderten Fällen leben Leute wie Laber grundsätzlich von der Ignoranz derer, die es eigentlich unterbinden müssten.

Seine Assistentin jedenfalls hat irgendwann das Weite gesucht. Bezüglich des Kaffee-Kochens war sie mit ihm auf keinen gemeinsamen Nenner gekommen.

So wenig wie ihre Vorgängerin und Nachfolgerin.

Die Auswirkungen auf das gesamte Betriebsklima, wenn die falschen Leute richtig was zu sagen haben, brauchen hier nicht weiter vertieft zu werden.

Schade ist nur, dass es oft zu unnötiger und vor allem nicht unbedingt vorteilhafter Fluktuation führt.

Fest steht: Ohne einen Herrn Laber ginge es oftmals besser.

Der für seinen Teil wird allerdings noch viele kommen und gehen sehen.

Viele gute und vielleicht sogar einige schlechte.

Bei seiner Redegewandtheit wäre es auch durchaus denkbar, dass er eines Tages seinen eigenen Chef ersetzt, von dem er zumindest in Gegenwart Dritter nie einen Hehl daraus machte, was er von dieser „Pfeife" hielt.

Frau Schneid – die Innovative

Obwohl eine Chefsekretärin offiziell nicht als Führungskraft anerkannt ist, habe ich in dieses Buch Frau Schneid aufgenommen.

Die nämlich gehörte zu *den* Vertreterinnen ihres Berufszweiges, die sich schon aufgrund der räumlichen Nähe zum Chef als solche betrachten. Und die mit einem entsprechenden Verhalten dem kollegialen Umfeld gegenüber erheblich dazu beitragen, dass diese Zunft ungerechtfertigterweise in Verruf gerät und eine Chefsekretärin bei der Belegschaft oftmals nur als „dumme Tippse" durchgeht.

Ein im Regelfall absolut dreistes und dümmliches Urteil, das vornehmlich von Leuten gefällt wird, die nicht die geringste Ahnung davon haben, um was für einen knallharten Job es sich dabei handelt. Leute, die nicht wissen, dass dieser Arbeitsplatz nicht das Geringste mit den spitzbusigen Wesen in Stöckelschuhen aus irgendwelchen Edgar-Wallace-Klassikern zu tun hat. Und denen ebenfalls nicht klar ist, dass im richtigen Leben für diesen Job mindestens eine fundierte kaufmännische Ausbildung, erstklassige Fremdsprachen- sowie ausgezeichnete PC-Kenntnisse erforderlich sind. Ein ausgeprägtes Organisationstalent, sehr gute Menschenkenntnis sowie tadellose Manieren sind unabdingbar.

Von der extrem hohen psychischen Belastbarkeit, die eine Chefsekretärin mitbringen muss, mal ganz abgesehen, ist auch nicht jeder Chef ein Guter, nur weil seine Krawatte im Unternehmen mutmaßlich die teuerste ist (siehe diverse Kapitel in diesem Buch!.

Nun, auch Frau Schneid war zweifellos eine erstklassige Mitarbeiterin.

Innovativ und fleißig, eine absolute Allround-Kraft. Das wusste nicht nur ihr Arbeitgeber.

Allerdings verfügte sie auch über diese unliebsame Eigenschaft, diesen bei Dritten generell als *„meinen* Chef" zu bezeichnen. So als gehöre er ihr ganz allein. Oder als sei er ein enger Verwandter.

Ihre Verbindung zu ihm definierte sie bereits im Kleinen über gewisse Äußerlichkeiten und fühlte sich ihm, aufgrund der engen Zusammenarbeit, in dessen Lebensweise vollkommen ebenbürtig. Das war offensichtlich.

Es gibt tatsächlich Chefsekretärinnen, deren Chef weitaus bodenständiger ist als sie selbst.

So war das auch bei Frau Schneid.

Die nämlich packte jede noch so mickrige Gelegenheit beim Schopfe, um ständig auf ihren erlesenen und teuren Geschmack hinzuweisen.

Sobald es im Hause Schneid eine private Neuanschaffung gab, egal für welches Familienmitglied, wurde auch immer gleich erwähnt, wie viel diese denn im Einzelnen gekostet hatte.

Das fing bei der Einrichtung des Eigenheims an, ging über die Bekleidung der Schneid'schen Kinder und endete bei solch banalen Dingen wie Salzstreuern und Wassergläsern, die ein gewisses Preis- und Markenniveau nie unterschreiten durften. Dass es die jeweiligen Zuhörer kaum bis gar nicht interessierte, wie teuer der letzte Ski-Urlaub der Familie gewesen war, interessierte wiederum Personen wie Frau Schneid nicht.

Sie war eindeutig eine bekennende Verfechterin des vulgären Zurschaustellens ihres eigenen Wohlstands.

Ihr unausgesprochenes Lebensmotto lautete: Wer hat, der hat. Und wer nicht hat, ist selbst schuld.

Was unter anderem zur Folge hatte, dass sich jeder, der ihr vor die Flinte kam, anhören musste, wie großzügig geschnitten ihr Haus denn sei. Und wie geschmackvoll eingerichtet.

Frau Schneid ergoss sich förmlich in ihren nervtötenden Beschreibungen: „... wenn man bei uns reinkommt, ist links die offene Küche, dann geht man drei Stufen hoch und steht im Wohnzimmer, achtzig Quadratmeter, rechts ist der Kamin, geradeaus haben wir eine riesige Sitzecke aus rotem, amerikanischem Büffelleder ...".

Die armen Büffel.

Natürlich konsultierte sie auch dieselben Ärzte wie ihr Chef und dessen Familie.

Ihre jüngere Tochter besuchte dieselbe Schule wie Chefs Sohn und hatte einige Jahre zuvor in derselben Ballettgruppe wie dessen Tochter getanzt. Beide Mädels waren Mitglieder im örtlichen Reitverein. Der heranwachsende Schneid-Junior spielte im selben Verein Tennis wie Chefs Sohn.

Oder umgekehrt ...?

Egal, jedenfalls so ähnlich.

Für die Garderobe der beiden Sprösslinge sowie ihre eigene wurden selbstverständlich nur Geschäfte angesteuert, in denen Chefs Gattin als treue Kundin ein gewisses Ansehen genoss.

Man ging in Restaurants, die der Chef empfohlen hatte. Und auch die privaten Urlaube ähnelten irgendwie immer ein wenig denen des Chefs.

Böse Zungen behaupteten sogar, dass Frau Schneid ihr schmuckes Eigenheim am liebsten in dessen Nachbarschaft gebaut hätte. Doch dort, wo der wohnte, waren die Grundstückspreise vielleicht ein bisschen zu hoch.

Sie war eindeutig Perfektionistin. Und das nicht nur im Job.

Dazu gehörten perfekte Kinder, die aufs Gymnasium gingen und unbedingt studieren sollten.

Die selbstverständlich immer den perfekten Umgang pflegten, Klavier und Tennis spielten und in der kleinstädtischen Ballettgruppe regelmäßig gekonnte Darbietungen präsentierten. Und natürlich im örtlichen Reitverein fest etabliert waren.

Dazu gehörte ein perfekt gestyltes Eigenheim, mit perfektem Garten, umrankt mit perfekt unkrautfreien Blumenbeeten.

Sämtliche Höhen und Tiefen, die nun mal in jedem Leben vorkommen, hübsch unter Verschluss gehalten.

Eine Perfektion, die so ausgeprägt war, dass sie dem jeweiligen Zuhörer buchstäblich aus dem Halse hing.

Übrigens waren markengerechte Salz- und Pfefferstreuer längst nicht die einzigen Statussymbole, mit denen man sich im Privathaushalt der Familie Schneid umgab.

Um ihrem Zugehörigkeitsgefühl zum Chef zusätzlich Nahrung zu geben, passte sie auch den Fuhrpark an den ihres Brötchengebers an. Natürlich nicht in der Anzahl der vorhandenen Autos. Nein, hier setzte man, unter anderem wohl aus Kostengründen, auf Qualität statt auf Quantität. Eine einzige Edelkarosse, um zu demonstrieren, wie gut es einem geht, tut's schließlich fürs Erste auch.

Eines schönen Tages musste das Auto der Familie Schneid zur Inspektion. Wie viele andere Autos auf der Welt eben auch.

Frau Schneid, die nun sehr in ihren Job eingebunden war, hatte jedoch keine Zeit, dieses selbst in die Werkstatt zu karren.

Da weder sie noch ihr Gatte, ebenfalls beruflich stark beansprucht, einem Mechaniker gegenüber ausreichendes Vertrauen bezüglich der Steuerung der Familienkutsche aufbringen konnten, musste eine andere Lösung her.

Eine wichtige Voraussetzung für eine gute Chefsekretärin ist wie gesagt ein ausgeprägtes Organisationstalent. Dies bewies sie wieder einmal, indem sie flugs ein Fahrzeug anforderte, das ihr windschnittiges Vehikel aufladen und in Richtung Werkstatt fahren sollte.

Allerdings nicht von zu Hause.

Die Abholung, das Aufladen und die Verbringung zur Werkstatt wurden bildgewaltig vor dem Firmen-Hauptgebäude in Szene gesetzt.

Der Fahrer des Ladefahrzeuges, der sich vorher schüchtern in ihrem Büro gemeldet hatte, wurde begutachtet wie ein hässliches Insekt. Man konnte schließlich nicht jedem sein Hab und Gut anvertrauen. Da bedurfte es schon einer eingehenden Prüfung des Abholers.

Die Kollegen von Frau Schneid, deren Büros praktischerweise auf den Hof gingen, drückten sich am Fenster die Nasen platt, als das Auto fachgerecht verladen wurde. So viel Aufhebens hatten sie schließlich nicht mal beim Chef erlebt.

Der hatte nämlich überhaupt nichts dagegen, dass seine Autos von Mechanikern abgeholt und in die Werkstatt gekarrt wurden.

Frau Schneid aber war offensichtlich schwer beeindruckt von so viel Publikum.

Völlig aufgebracht rannte sie um das Ladefahrzeug herum und trieb den armen Fahrer mit ihren Anweisungen zur Weißglut. Ihre lederbesohlten Pumps knallten hektisch über den Asphalt und die zweireihige Perlenkette klapperte dazu aufgeregt im Takt.

Die ganze Aktion stellte ein echtes Highlight im Arbeitsalltag der anderen Mitarbeiter dar. Für Frau Schneid ebenfalls.

Sie nämlich war felsenfest davon überzeugt, ihren aus dem Fenster schauenden Kollegen eine wichtige Lektion bezüglich stilvoller Verbringung des Privat-PKW zur Werkstatt erteilt zu haben.

Und wie immer ignorierte sie dickfellig das mitleidige Kopfschütteln derer, die sie zutiefst beeindruckt zu haben glaubte.

Dass es bei Frau Schneid kein perfektes Leben, sondern höchstens perfekte Absichten gab, verdeutlichte der „Schul-Hinschmiss-Fall" ihrer Tochter.

Eigentlich eine rein private Angelegenheit, die allerdings für eine junge Kollegin üble Auswirkungen hatte.

Wie gesagt, Frau Schneids Töchterchen ging auf dieselbe Schule wie Chefs Bengel. Was nicht unbedingt heißen musste, dass es danach auf einen gleichwertig privilegierten und vorhersehbaren beruflichen Werdegang würde blicken können.

Sehr zum Leidwesen ihrer Mutter hatte Töchterchen beschlossen, noch vorm Abi die Schule zu schmeißen.

Welch grausige Vorstellung!

So ein Schul-Hinschmiss warf schließlich Fragen auf.

Erst recht beim kollegialen Umfeld, dem man doch ständig unter die Nase rieb, dass Töchterchen nach dem Abi studieren und dann in Genf einem guten Job nachgehen wolle.

Warum ausgerechnet Genf, wusste keiner genau. Vielleicht, weil es so mondän klang. Wirklich interessiert hat es allerdings niemanden.

Jedenfalls zeigte sich hier wieder die gute Sekretärin in ihr.

Die muss nämlich auch gut improvisieren können.

Also machte Frau Schneid aus der Not eine Tugend. Hatte sie vor diesem einschneidenden privaten Erlebnis noch allen ihre hochtrabenden Zukunftspläne für ihre Tochter mitgeteilt, so hieß es jetzt, die werde kein Abi mehr machen, um ihre späteren beruflichen Chancen durch eine praktische kaufmännische Ausbildung verbessern zu können.

Einerseits eine etwas unvernünftige, andererseits eine recht bodenständig klingende Einstellung, befanden alle zu diesem Thema (unfreiwillig) informierten Kollegen.

Nur musste Töchterchen noch vor Beendigung des Schuljahres ein Ausbildungsplatz besorgt werden. Und das war nicht mehr lange hin.

Natürlich hat eine Chefsekretärin unschlagbare Verbindungen. Ein zusätzlicher Ausbildungsplatz war jedoch so kurzfristig selbst bei ihrem Arbeitgeber nicht mehr zu bekommen. Die wenigen Ausbildungsplätze, die für die Tochter in Frage gekommen wären, waren anderweitig vergeben und so knapp vor Schluss durfte auch kein zusätzlicher mehr vergeben werden. Sehr groß war das Unternehmen nämlich nicht.

Und frei nach dem Motto „Muttern wird's schon richten" begann Frau Schneid das Problem auf ihre Weise aus der Welt zu schaffen.

Bei Bewerbungsgesprächen mit zukünftigen Auszubildenden war Frau Schneid stets zugegen und verfügte über ein nicht unerhebliches Mitspracherecht, wer denn nun wofür eingestellt werden sollte.

Die für den kaufmännischen Bereich waren während der Ausbildungszeit auch mindestens einmal ihr unterstellt.

In einem kleinen Büro direkt neben Frau Schneids Refugium – der Diskretion wegen, versteht sich – wurden sie von ihr in die Führung der Portokasse eingewiesen, waren zuständig für nicht-vertrauliche Ablage, Erstellung von Kopien, Verpacken von Präsenten, Bereinigung der Telefonlisten und übernahmen die Abholung von Besuchern. Sie erledigten Bankfahrten, Postfahrten oder machten Besorgungen.

Unter anderem war ein junges Mädchen ausgewählt worden, das sich zum Zeitpunkt des Schule-Schmeißens ihrer Tochter bereits im zweiten Ausbildungsjahr befand.

Im Großen und Ganzen waren die Schneid'schen Personalentscheidungen in puncto Azubis qualitativ sehr gut. Das musste man zugeben.

Doch diese Person war ein echter Glücksgriff. Fleißig und gewissenhaft, höflich und korrekt, dazu erstklassige Manieren. Ordentlich und schnell. So die einhellige Meinung aller Abteilungen, die sie bereits durchlaufen hatte. Frau Schneid teilte diese Meinung ebenfalls, hatte das junge Mädel nämlich schon mal im ersten Lehrjahr fleißig an ihrer Seite gearbeitet.

Deswegen wunderte es auch niemanden, dass sie die Auszubildende erneut für vier Wochen zu ihrer Unterstützung anforderte.

Als die junge Dame erst wenige Tage im „Azubi-Kabuff" die ihr übertragenen Aufgaben erledigte, ging der Ärger bereits los. Frau Schneid war irgendwie eine subtile Unzufriedenheit anzumerken.

Da waren Kundengeschenke nicht ordnungsgemäß eingepackt worden, so dass sie sich genötigt sah, das Geschenkpapier demonstrativ wieder abzureißen, und um umgehende Neuverpackung bat. Dann gab es plötzlich Probleme mit der Kasse, die die Auszubildende angeblich ständig durcheinanderbrachte.

Ein anderes Mal beklagte sich Frau Schneid über schiefe Brief-Kopien, die ebenfalls erneuert werden mussten.

Das Blumen-Gießen, eine weitere Aufgabe der Schneid'schen „Haussklaven", entwickelte sich ebenfalls zu einem Desaster.

Nach zwei Wochen Gießdienst musste Frau Schneid doch tatsächlich selbst losfahren und neue kaufen. Und das aufgrund eindeutig nachweisbarer Überwässerung der Pflanzen. Zur Beweisfindung wurden sogar zwei Kolleginnen konsultiert.

Es wurde immer offensichtlicher.

Die Auszubildende hatte in ihrer Arbeitskraft merklich nachgelassen.

Ganz plötzlich und unerwartet. Frau Schneid machte keinen Hehl aus diesem Urteil. Jedem Kollegen, der ihren Weg kreuzte, rieb sie diese ihre persönliche Meinung wieder mal unter die Nase.

Was natürlich zur Folge hatte, dass die arme eingeschüchterte Dame immer unsicherer wurde.

Und langsamer.

Höchstwahrscheinlich, um Fehler zu vermeiden und nicht ständig bei ihrer „Chefin" in Ungnade zu fallen.

Die fand nämlich immer mehr „Haare in der Suppe".

Weshalb die bedauernswerte Untergebene froh war, nach vier Wochen in eine andere Abteilung zu kommen.

Bevor es so weit war, führte Madame Schneid noch ein mahnendes Vier-Augen-Gespräch mit ihr, bei dem sie das Mädchen unter anderem fragte, ob ihm die Arbeit nicht gefalle oder ob es vielleicht private Probleme habe.

Hatte es nicht.

Höchstens ein berufliches.

Und das hieß Schneid.

Denn die hatte anschließend nichts Eiligeres zu tun, als die kompetente Auszubildende nach allen Regeln der Kunst zu verunglimpfen.

Selbst als diese den Klauen des Vorzimmer-Drachens längst entkommen war, deckte Frau Schneid noch völlig inakzeptable Fehler auf.

Das eine Mal hatte die Dame doch tatsächlich vergessen, ein rotes Häkchen auf ein Schriftstück zu setzen, obwohl eins draufgehört hätte. Ein anderes Mal waren sogar vereinzelt Blätter nicht zweifach gelocht worden, so dass die gestresste Frau Schneid das voller Missmut selbst nachholen musste. Oder nicht-selbstklebende Etiketten lösten sich wie von Geisterhand von irgendwelchen Ordnerrücken, weil sie nicht mit genug Kleber eingekleistert worden waren.

Oh Mann! Diese jungen verantwortungslosen Dinger heutzutage! Nichts als Ärger hatte man mit denen!

Vorsorglich warnte Schneid die Abteilungen, die unsere „Azubine" noch vor sich hatte, vor deren Arbeitsweise.

Parallel dazu befragte sie diejenigen, die das arme Mädchen bereits hinter sich gelassen hatte. Vielleicht fiel den Verantwortlichen im Nachhinein ja doch noch etwas Negatives ein.

Bei den meisten war es nicht so. Die waren weiterhin von der Auszubildenden hellauf begeistert.

Frau Schneid hatte aber auch einige wenige Freunde im Unternehmen. Das waren diejenigen, die ihre Stirn nachdenklich in Falten legten, um sich urplötzlich an die eine oder andere unangenehme Auffälligkeit zu erinnern, die man bei der Mitarbeiterin festgestellt habe.

Das war Wasser auf ihre Mühle.

Und Musik in ihren Ohren.

Trotz alledem forderte sie die Unfähige seltsamerweise nochmals für drei Wochen an.

Nur verging ab dato kein Tag mehr, an dem die nicht zur Schnecke gemacht wurde.

Man sah das arme Mädchen mehrfach mit verweinten Augen irgendwelche niederen Botengänge machen, während Frau Schneid sich beim zuständigen Ausbildungsleiter, übrigens auch einer ihrer wenigen Freunde, unter anderem darüber beschwerte, dass die dumme Gans doch tatsächlich den Boden eines Ablagekartons falsch herum gefaltet habe. Also die linke Seite zuerst eingeknickt anstatt der rechten oder umgekehrt ... Egal. Jedenfalls verkehrt, so dass der Karton von unten aufgegangen und der Inhalt auf den Boden darniedergeglitten war. Frau Schneid habe ihr daraufhin sogar eine Kopie der Faltanleitung des Kartonherstellers auf den Platz gelegt. Mit dickem Rotstift habe sie darauf vermerkt: „Frau ..., bitte auf die Anleitung achten!!!"

Oder schusselig, wie die war, vergaß sie ständig den Cursor einer bestimmten Excel-Tabelle ans Ende zu stellen, so dass Frau Schneid den immer mitten im Feld suchen musste (Ich weiß, ich weiß, ich habe eingangs gesagt, eine Chefsekretärin müsse über erstklassige PC-Kenntnisse verfügen. Frau Schneid war halt die berühmte Ausnahme, die die Regel bestätigt).

Völlig erbost ließ sie sich ebenfalls darüber aus, dass die Auszubildende sich Namen von Anrufern nicht merken könne.

Eigentlich nichts Auffälliges bei der schnöseligen, rotzigen Art und Weise, mit der sich oftmals selbst Führungskräfte am Telefon zu melden pflegen.

Wenn überhaupt.

Da kann aus einem arrogant und ungeduldig dahergenuschelten Namen mit etwas Phantasie schon mal ein recht abenteuerlicher Begriff entstehen. Das kennen wir alle. Selbst die höfliche Bitte, den genannten Namen zu wiederholen, führt bei solchen Typen selten zu einer eindeutigen Klärung.

Wer taff und berufserfahren genug ist, fragt dann ein drittes Mal. Doch das kann man nicht unbedingt von einer berufsunerfahrenen und leicht schüchternen Auszubildenden erwarten. Ganz davon abgesehen wäre das Resultat dasselbe. So ginge es jedem von uns. Erst recht, wenn wir ausländische Anrufer am Apparat haben, mit denen wir noch nie ein Wort gewechselt haben.

Nun jedenfalls, Frau Schneid, die weiter befand, dass ihre Kurzzeit-Untergebene doch sehr chaotisch sei, weil diese angeblich vergessen hatte, ein paar Krümel in der Teeküche nach einer Besucher-Brötchen-Schmier-Aktion zu entfernen, reichte es.

So schickte sie die letztendlich mit einem Eimer Wasser durch sämtliche Toiletten, um die Waschbecken-Abflüsse zu reinigen, die fürchterlich stinken würden. Zu mehr war das Mädel schließlich nicht zu gebrauchen.

Auch diese Aktion fruchtete.

Und zwar dahingehend, dass sich die wehr- und hilflose Auszubildende krank meldete. Gleich über drei Wochen.

Der Ausbildungsleiter besuchte mit einer Mitarbeiterin die Kranke dann zu Hause und riet ihr und ihren traurigen, ratlosen Eltern, das Ausbildungsverhältnis vorzeitig zu beenden. Vielleicht habe sie ja den falschen Berufszweig gewählt.

Wie die Geschichte endete, können Sie sich denken.

Viele Kollegen bedauerten die daraus resultierende Entscheidung.

Nur Frau Schneid nicht.

War doch rein zufällig ein Ausbildungsplatz frei geworden. Unterm Strich passte zumindest die Zahl wieder.

Und siehe da! Das neue Ausbildungsjahr begann mit einer zweiten Frau Schneid in der Firma, von der fairerweise gesagt werden muss, dass sie eher das komplette Gegenteil ihrer Mutter darstellte. Absolut bodenständig, natürlich und witzig. Kurzum eine Person, die nicht unbedingt ins mondäne Genf gepasst hätte.

Was aus der von Frau Schneid senior rausgeekelten Mitarbeiterin geworden ist, weiß ich nicht. Die meisten, die sie gekannt haben, waren empört über die gesamte Aktion.

Gewundert hat sich allerdings niemand. Erstens weil jeder die „schneidende" Art der Chefsekretärin kannte, und zweitens, weil der frei gewordene Ausbildungsplatz ja auch irgendwie sein Gutes hatte. Zumindest für Frau Schneid junior.

Das besagte Unternehmen wurde übrigens vor geraumer Zeit verkauft. Für eine Sekretärin bedeutet das oftmals: *„Geht der Chef, gehste mit."*

So war es wohl auch bei Frau Schneid. Ihre über zwanzigjährige Betriebszugehörigkeit hat den neuen, recht jungen Inhaber nicht die Bohne interessiert.

Ein Schicksal, das viele von uns kennen. Das Problem bei der Suche nach einem neuen Job wird für sie keinesfalls in der Ermangelung fachlicher Kompetenz liegen. Davon hatte sie wie gesagt reichlich.

Aber ihr Alter, obwohl noch weit von der Rente entfernt, könnte ihr jetzt zum Verhängnis werden.

Da hatte es die seinerzeit von ihr unfähig genannte Auszubildende sicherlich besser.

Und das ist auch der Grund, warum Leute wie Frau Schneid nie vergessen sollten:

Man sieht sich immer zweimal im Leben!

NACHWORT

Es gibt Arbeitsplätze, an denen behauptet wird: „So was gibt's bei uns nicht!"

Das ist gut!

Wenn es denn auch noch stimmt, umso besser.

Sollte einer Ihrer Arbeitgeber so was behauptet, Sie jedoch völlig konträre Erfahrungen gemacht und den Job wegen eines Brechs oder Konsorten verloren bzw. geschmissen haben, vergessen Sie nie: Es war nicht Ihre Schuld!

Echt nicht.

Aufgrund äußerst widriger Umstände waren Sie lediglich zur falschen Zeit am falschen Ort. Wie wir alle wissen, kann das auch in anderen Lebensbereichen schlimme Folgen haben.

Was den jeweiligen Arbeitsplatz mit den hier beschriebenen Personen anbelangt, ist nämlich eines sicher: Hätte es die nicht getroffen, wäre es jemand anders gewesen.

Sie haben mit hundertprozentiger Sicherheit auch keine schlechte Arbeit geleistet. Vorgesetzte, die das behauptet haben, saßen lediglich am längeren Hebel (oder am größeren Schreibtisch). Sonst nichts.

Und weil das so ist, kann man sich im Berufsleben scheinbar weder vor ehrgeizigen Nichtskönnern noch vor heimtückischen Kameradenschweinen (bzw.- säuen, je nach Geschlecht) oder chaotischen Irren wirklich schützen.

Besonders verblüffend fand ich vereinzelt die dickfellige Teilnahmslosigkeit des Betriebsrates. Und das lag wohl kaum daran, dass der jeweils nicht konnte, wie er wollte. Sondern eher daran, dass er anders wollte, als er gekonnt hätte. Falls Sie verstehen, was ich meine.

Eine Tatsache übrigens, die mich mindestens genauso schockiert hat wie das, was ein Brech und Co. – wobei ich die dümmliche Frau Snobbe und den verwirrten Herrn Dürr fairerweise ausgrenzen muss – so ungehindert treiben konnten.

Nur, wie verhält man sich, wenn es einen trifft? An wen soll man sich wenden?

Für die „leichten" Fälle lautet meine persönliche Theorie, die ich seinerzeit auch im Falle „Tück" in die Tat umgesetzt habe:

Nix wie weg! Und zwar so schnell es geht. Sofern es denn das eigene Alter bzw. die berufliche Ausbildung auf dem heutigen Arbeitsmarkt noch zulassen.

Den „schwerwiegenden" Fällen kann man nur raten: Konsultieren Sie einen Anwalt! Vorzugsweise einen Anwalt für Arbeitsrecht. Lassen Sie sich juristisch beraten! Ein Blick in die Gelben Seiten Ihrer Region oder ins Internet genügt. Auch Freunde, Bekannte oder vertrauenswürdige Kollegen können oftmals entscheidende Empfehlungen geben.

Und selbst wenn der aufgrund der Rechtslage nur bedingt etwas gegen Galle oder Brech ausrichten kann, schon die Tatsache, nicht völlig allein auf weiter Flur zu stehen und hier und da doch die eine oder andere rechtliche Handhabe aufgezeigt zu bekommen, kann sicherlich erheblich dazu beitragen, objektiver damit umzugehen.

Parallel dazu sollten Sie in jedem Fall den Hausarzt aufsuchen.

Es gibt auch Selbsthilfegruppen in der Nähe Ihres Wohnortes. Ebenfalls ganz leicht übers Internet ausfindig zu machen. Wer weder über PC-Kenntnisse noch über Computer verfügt, braucht auch hier nur einen Blick ins Telefonbuch zu werfen.

Hier treffen Sie auf Menschen, die Ähnliches, Gleiches oder noch Schlimmeres erlebt haben und genau deshalb wissen, wie es Ihnen geht und wie Sie sich fühlen. Vor allem, wovon Sie reden.

Denn da liegt oftmals das Problem. Im privaten Umfeld, das heißt vom Partner, von Freunden oder Bekannten, seien die alle auch noch so verständnisvoll, kann man nicht erwarten, ständig und stetig ein offenes Ohr für den eigenen „beruflichen Müll" zu finden.

Der nämlich kann dauerhaft eine persönliche Verbindung auf eine ganz schön harte Probe stellen. Schließlich hat jeder irgendwie sein eigenes Päckchen zu tragen.

Davon mal ganz abgesehen, erspart man sich eventuell eine Riesen-Enttäuschung. Denn das persönliche Umfeld reagiert sicherlich schon mal auf die Art und Weise: Der/die ist doch selbst schuld. Nicht selten kommt das ausgerechnet von denen, die selbst nicht wissen, wie sich so etwas anfühlt.

Mir persönlich hat immer die Tatsache ein gutes Gefühl gegeben, für Freunde oder Familienmitglieder da gewesen zu sein, die Ähnliches verdauen mussten, wie in diesem Buch geschildert. Ich rief mir dann den lange zurückliegenden Fall Tück ins Gedächtnis und fand jede Menge Parallelen.

Und auch wenn das Jahre her ist, so heißt das nicht, dass es einem im heutigen Berufsleben nicht noch einmal so ergehen kann. Im Gegenteil.

Sollten Sie zu den Glücklichen gehören, die meinen, das ginge Sie alles nichts an, weil Sie solche Probleme selbst nicht haben und die Betroffenen ja sowieso selbst schuld seien, und dass Ihnen das nie passieren würde und, und, und ...

Dann seien Sie froh!

Und auf der Hut.

Denn es kann jeden treffen. Erst recht in einer Zeit, in der durch eine weltweite Wirtschaftskrise Arbeitsplätze immer knapper werden oder zumindest auf der Kippe stehen. Fast schon liebenswerte Chaoten wie Herr Dürr oder dümmlich-einfältige Zicken wie Frau Snobbe stellen da ein eher kleineres Übel dar.

Zumindest im Vergleich zu einem Brech, einem Laber oder einem Galle nebst Ach. Und auch Frauen wie die gefrustete Schmach oder die stets auf den eigenen Vorteil bedachte Schneid sind keinesfalls zu unterschätzen. Schon gar nicht die anmutig-liebreizende Tück.

Der eine oder die andere könnten sich in Ihrer unmittelbaren Nähe aufhalten.

Wenn Sie Glück haben, haben Sie nie direkt damit zu tun. Sollten Sie jedoch vom Pech verfolgt sein, sind Sie in irgendeiner Weise positionsmäßig darauf angewiesen.

Nehmen Sie sich in Acht! Hüten Sie sich vor Arbeitsplätzen, an denen die Fluktuation auffallend hoch ist! Machen Sie, wenn eben möglich, einen großen Bogen um Jobs, über die im Vorstellungsgespräch schon erzählt wird, dass man sich von Ihrem Vorgänger trennen *musste*!

Es könnte ein „Brech" oder ein „Galle" am Werk sein.

Und glauben Sie es! Die können Sie immer und überall antreffen.

Direkt vor Ihrer Nase. Genau gegenüber.

Oder im Büro nebenan.

Ohne dass Sie es jetzt schon wissen.

Halten Sie nur immer hübsch die Augen offen!

Denn im Berufsleben gibt es nämlich nichts Gefährlicheres als einen „Pisspott", der zum „Milchpott" wurde.

Gut, dass all diese Geschichten
erstunken und erlogen und die erwähnten
Personen ausschließlich der Phantasie der
Autorin entsprungen sind.
Nicht auszudenken, wenn sie wahr wären ......

Danke,

meinem Mann und meinen beiden Freundinnen, die mich immer wieder ermutigt haben, dieses Buch fertig zu stellen,

den beiden „Kolleginnen", die dieses Buch letztendlich möglich gemacht haben,

meinem lieben „IT-Fuzzi" für das Fitmachen meines stylishen Laptops (Frau Snobbe würde vor Neid erblassen ...), für seine Engelsgeduld und die super Unterstützung – ohne Dich hätte es nicht funktioniert,

Herrn T. und Herrn K., den besten Vorgesetzten der Welt. Leider ist diese Gattung vom Aussterben bedroht....,

all jenen, die ihr „täglich Brot" damit verdienen, Typen wie Brech & Co. das Leben so richtig schwer zu machen, obwohl das sicherlich nicht immer ganz einfach bzw. manchmal sogar unmöglich ist,

den wenigen Menschen mit Rückgrat, die immer treu zu eventuell Betroffenen halten, ohne über etwaige berufliche bzw. persönliche Konsequenzen nachzudenken, weil sie genau wissen, dass manchmal nur ein schmaler Grat zwischen Loyalität und Dummheit besteht ...